レジリエンスを引き出す心療内科 漢方入門

筒井末春
東邦大学・人間総合科学大学
名誉教授

芝山幸久
芝山内科 院長

株式会社 新興医学出版社

Kampo Medications in Psychosomatic internal Medicine from the Standpoint of Resilience

Sueharu Tsutsui, MD
Yukihisa Shibayama, MD, PhD

©First edition, 2017 published by
SHINKOH IGAKU SHUPPAN CO., LTD., TOKYO.
Printed & bound in Japan

はじめに

　アントノフスキーは健康状態を導く原因に着目し、これにより健康状態を手に入れることをサルトジェネーシス（salutogenesis）と名付け、この名称は健康生成論として知られている。

　ポジティブ心理学はセリグマンらによって発展したもので、個人の主観的ウェルビーイングと生活の質（QOL）の向上を目指して、人間本来の営みを最大限発揮させるための心理学である。人間の持っている優れた面やよい部分についての研究や、その人の持つ美徳や素晴らしさの存在を前提とした学問領域であり、従来の心理学が「病理モデル」の研究であるのに対して、「幸福モデル」への新しいアプローチとして注目されている。

　これらの立場は疾病予防にも、また健康障害因子の軽減や個人の健康促進・維持にも役立つものといえる。

　さらに心理学のみならず臨床医学の領域において台頭したレジリエンスの研究は、精神医学領域で積み上げられている。病気をしてから健康のありがたさに気付く以前に、自ら日常生活の点検（食事、睡眠、運動、ストレス解消、リラクゼーションなど）に努めることは有意義であるものの、必ずしも実践されているわけではない。

　そこでこの際、人生に付きまとう困難な状況を乗り越える術として導入すべきレジリエンスに注目してみたい。

　レジリエンス研究はストレスを脆弱性モデルとしてではなく、生物・心理・社会面を含めた疾病防御回復論として捉えており、疾病予防、心身健康維持・増進、QOLの向上に資するものとして検討する意義があると考える。今回、漢方治療を軸に自然治癒力を重視した立場からレジリエンスに光をあて、心療内科で取り扱うことの多い不定愁訴を

初めとする機能性身体症候群（functional somatic syndrome：FSS）を主体に臨床現場における患者－医師関係という医療の原点である課題をクローズアップし、漢方療法との兼ね合いについて言及した。

　現代医学は科学の発達により科学的根拠に基づく医療（evidence-based medicine：EBM）が重視されるなかで、心理・社会的側面にも配慮した診療（心身医療）も普及しつつある。心身医学をベースに発達した心療内科では、本来身体疾患を軸とした心身医療の場として位置付けされ、EBMはもちろんのこと物語りに基づく医療（narrative-based medicine：NBM）も不可欠な領域といえる。現実に心療内科を受診するケースは多彩であるが、生活習慣病の一部を除くFSSに含まれる疾患が多く、これらのなかにはプラセボが反応しやすいケースも少なくない。また、ガイドラインをみると、いずれも患者－医師関係の重要性が指摘されている。

　本書を通じてレジリエンスを取り入れた漢方治療の意義と重要性を理解し、さらに今後レジリエンスに目を向けた漢方治療の実践に少しでも近づくことができれば、著者の望外の喜びである。

　また、本書のSECTION 6では、心療内科における漢方処方の実際として、実地診療を長年手掛けている芝山幸久先生（内科・心療内科で開業中）に漢方薬の位置付けや実際に使用したケースについて、御自身の切り口から漢方薬にメスを入れていただいた。

2017年9月

東邦大学名誉教授
人間総合科学大学名誉教授

筒井末春

目 次

SECTION 1 レジリエンスを学ぶ （筒井末春）

① レジリエンスの歴史 —————————————————————— 10
② レジリエンスの定義 —————————————————————— 11
③ レジリエンスの研究と概念 ———————————————————— 12
   a. 研究対象 ······················· 12
   b. 概念 ························· 13
   c. レジリエンスの心理社会的側面 ················ 13
   d. レジリエンスの科学 ······················ 17
      ①神経生物学的側面 ····················· 17
      ②遺伝的因子 ······················· 18

SECTION 2 漢方への誘い （筒井末春）

① 漢方の基本 ————————————————————————— 21
   a. 未病とは ······················· 21
② 漢方による診断手順 —————————————————————— 22
   a. 全身状態 ······················· 22
      ①証（虚実）の判定 ····················· 22
      ②四診 ·························· 23
      ③陰陽の評価 ······················· 24
   b. 病態評価 ······················· 24
      ①気血水理論 ······················· 24
      ②五臓論 ························· 26
③ 証の把握が治療への早道 ————————————————————— 28
④ 漢方の登場と普及 —————————————————————— 28
⑤ 漢方薬使用上の注意 —————————————————————— 29

SECTION 3　レジリエンスからみた漢方治療　　　（筒井末春）

① 受診者の構え方 ―――――――――――――――――― 31
② 養生とレジリエンス ―――――――――――――――― 31
③ 治療プロセスで介在するレジリエンス ―――――――― 32
④ 自然治癒とレジリエンス ―――――――――――――― 33
⑤ プラセボ効果とレジリエンス ―――――――――――― 34
⑥ レジリエンス機能を発揮するには？
　その鍛え方、育て方 ―――――――――――――――― 38
⑦ 気血水からみたレジリエンス機能 ―――――――――― 40

SECTION 4　心療内科と漢方　　　（筒井末春）

① 東洋医学と心身医学 ―――――――――――――――― 43
② ストレス関連疾患と健康管理 ―――――――――――― 45
③ 望ましい患者-医師関係と医原性因子 ―――――――― 46
④ ストレス社会からみた漢方 ――――――――――――― 47
⑤ 漢方薬と抗ストレス作用 ―――――――――――――― 49

SECTION 5　心療内科で扱うことの多い機能性疾患と漢方薬　　　（筒井末春）

① 心療内科で扱うことの多い機能性疾患 ―――――――― 52
　　a. 不定愁訴、MUS、FSS ―――――――――――――――― 52

② 機能性身体症候群（FSS）に含まれる重要な疾患 —— 55
- a. 機能性ディスペプシア（FD） ····· 55
- b. 過敏性腸症候群（IBS） ····· 58
- c. 緊張型頭痛（tension-type headache） ····· 60
- d. 慢性疲労症候群（CFS） ····· 63
- e. 線維筋痛症（FM） ····· 65
- f. 咽喉頭異常感症 ····· 65
- g. 顎関節症（temporomandibular disorder） ····· 66

③ そのほか心身医学的に頻度の高い重要な機能性疾患 —— 67
- a. 片頭痛（migraine） ····· 67
- b. 更年期障害 ····· 69
- c. 起立性調節障害（OD） ····· 70

④ 科学的根拠に基づく医療（EBM）からみて有用な漢方薬と機能性疾患 —— 71
- a. 機能性ディスペプシア（FD） ····· 71
- b. 過敏性腸症候群（IBS） ····· 72
- c. 慢性頭痛（片頭痛および緊張型頭痛） ····· 72
- d. 更年期障害 ····· 73
- e. 起立性調節障害（OD） ····· 73

SECTION 6　心療内科における漢方処方の実際　　（芝山幸久）

① 食わず嫌い —— 78
② 漢方薬との出会い —— 79
③ 漢方手帳を片手に —— 79
④ 患者さんとの二人三脚とレジリエンス —— 80

⑤ 西洋薬と漢方薬の合わせ技――――――――――――――81
⑥ 使える西洋薬がなくなって困ったときの知恵――――――83
⑦ 漢方薬への偏見を覆す出来事――――――――――――84
⑧ 驚くべき芍薬甘草湯❻❽の効果の早さ――――――――86
⑨ 「症状が気にならない」を目標に―――――――――――86
⑩ 心療内科と漢方薬のファジーな関係―――――――――88
⑪ 西洋薬から漢方薬への切り替え―――――――――――89
⑫ 不定愁訴という的に矢を射る――――――――――――90
⑬ お年寄りのお守り代わり―――――――――――――――91
⑭ 体質と相性のよい漢方で健康維持――――――――――93
⑮ 思わぬ症状に漢方の効果―――――――――――――――94
⑯ 漢方薬の魅力に気付いて――――――――――――――95

索引―――――――――――――――――――――――――100

※本書で記載されているエキス製剤の番号は、株式会社ツムラの製品番号に準じています。番号や用法・用量は、販売会社により異なる場合がございますので、必ずご確認ください。

SECTION 1 レジリエンスを学ぶ

① レジリエンスの歴史 [1～3]

　レジリエンス（resilience）は1900年代に物理学の分野で使用されたのが始まりで、当時は外力による物体の歪みに対する反発・復元力の意味で用いられていた。

　1980年代には小児精神医学の領域で、逆境のなかにおいても生育して、立派な大人になった子ども達に対してレジリエンスという言葉が用いられている。

　その研究は精神医学領域ならびに心理学領域で主としてなされているが、近年は日常用語としても使用され、オバマ前大統領が就任後に行ったプラハ宣言の演説のなかでもレジリエンスという言葉が用いられている。日常用語としてのレジリエンスは「逆境を跳ね返して生き抜く力」というセンスで用いられることが多い。

　その後、精神医学領域では心的外傷後ストレス障害（post traumatic stress disorder：PTSD）に対する防御因子としてのレジリエンスが注目され、研究が進み、さらに疾患の範囲を拡げ統合失調症、うつ病、双極性障害、アルコール使用障害の治療におけるレジリエンスの関与の重要性について検討が進められているが、その際のレジリエンスは人間本来の回復力や抵抗力という立場からも関心が持たれている。

　一方、心理学領域ではレジリエンス尺度の作成ならびに活用に関する研究が多くみられ、認知行動面からもレジリエンスが取り挙げられている。後述するが今日ではレジリエンスの科学も発達し、さまざまなレジリエンスの生物学的因子の存在も注目されている。

　レジリエンスはさまざまな領域で用いられることから、数多くの同義語や類縁語が知られている。回復力、しなやかさ、復元力といった一般的な日常用語はもちろんであるが、諸外国で使用されている言葉も多岐

表1 レジリエンスの同義語・類縁語

レジリアンス	リジリエンス	反発力	打たれ強さ
強靱力	回復力	しなやかさ	復元力
protective factor	invulnerability	hardiness	strength
locus of control	salutogenesis	plasticity	resistance to illness
ストレス耐久性	疾病抵抗力・抗病力	精神的回復力	

にわたっている（**表1**）。

八木ら[4]はresistance to illnessに注目して、レジリエンスを医学用語として、病を防ぎ、病を治す体の働き（疾病抵抗力、抗病力）と定義している。

レジリエンスは人間が時間とともに変化する課題に対して、ヘルスシステムが柔軟に対応する力として働き、心身の健康を維持するうえでも重要な側面を有していると考えられる。人間理解の基盤として位置付けられる心身健康科学の立場からも、レジリエンスの強化は幸福感を上げ生活の質の満足感をもたらし、ひいては精神的健康を強化することにつながるとの期待がもたれている。

② レジリエンスの定義

米国心理学会（American Psychological Association：APA）[5]ではレジリエンスとは、「逆境、トラウマ、惨事や脅威、もしくはすさまじいストレスにさらされても、うまく適応していく過程」として捉えている。

人生のなかでつらい出来事は誰しも経験するものであるが、ストレスと向き合い乗り越えるか、あるいは苦難を跳ね返して立ち直っていく人も少なくない。それを自己成長にもつながるものとして捉えれば、レジリエンスのなかの後天的因子が影響することも想定されてよい。

病気でいえば、発症しないで済む状態や、たとえ病気になったとしても回復する力が強い人であれば、その人のレジリエンス機能は高いものと考えることもできよう。したがって病気の原因よりもその回復過程に注目して病気を克服、あるいは未然に防ぐうえでのレジリエンスという

概念を活用することはきわめて重要と考えてよい。

世のなかには社会人として立派に活躍している人、自分の道である一定の人生街道を一直線に走り続けて成功する人、あるいは物事に果敢に挑戦し社会的適応力の磨かれた人など、周囲を見渡せば自分の人生を有意義に巧みに生かして成功する人も少なくない。

レジリエンスの対語としてヴルネラビリティ(vulnerability)が知られているが、前者は復元力、回復力と訳され、後者は脆弱性と呼ばれている。脆弱性は医学の分野においては病気に対する「脆さ」や「弱さ」を意味することが一般的である。従来、ストレス関連疾患にはその発症に「脆弱性モデル」が関与するとの考え方が一般的でよく研究されているが、その一方において病気の回復過程として重要なレジリエンスに着目した研究は一部を除き、あまり研究されていない。

今後はストレス関連疾患の枠を拡げ、回復過程に注目した「レジリエンスモデル」(図1)の研究がなされる必要がある。その際は疾患に限らず、心身両面からの健康維持はもちろんのこと、疾病予防も含めた幅広い視野からのレジリエンスに関する研究がなされてよい。

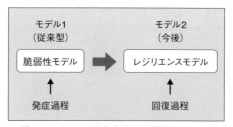

図1 ストレス関連疾患のストレス研究における2つのモデルの比較

③ レジリエンスの研究と概念 [1~4)]

a. 研究対象

レジリエンスの研究対象としては、幼児から学童期、思春期、青年期、壮年期はもちろんのこと、家族や高齢者まで及ぶといってよい。

臨床医学においては精神医学領域での研究がPTSDを主体に行われ、近年ではうつ病、不安障害や双極性障害、統合失調症などでレジリエンスの研究が行われている。

b. 概念

レジリエンスの概念に関しては第1に回復過程に注目する立場が知られ、Luthar SSら（2000年）[6]によると、レジリエンスは「顕著な逆境状況にあっても、前向きの適応を達成する動的な過程」を指すとし、Rutter M（1985年）[7]も回復過程に注目し、「個人要因と環境要因が作用して、肯定的な適応に至るダイナミックな過程」に焦点をあてる捉え方をしている。

第2は、ネガティブな出来事からの立ち直りを導く能力や性格などの「個人特性」から、レジリエンスを考える立場が知られている。

c. レジリエンスの心理社会的側面

Ahmed AS（2007年）[8]はPTSDの脆弱因子とレジリエンス因子を示し、レジリエンス因子の内的特徴として「自尊感情」「信頼感」「種々の能力」「自己能動感」「安定した愛着」「内的統制感覚」「ユーモアのセンス」「楽観性」「対人関係上の能力」を挙げ、外的特徴として「安全性」「宗教上の拠り所」「模範の存在」「支持的な存在」を挙げている。

レジリエンスは挫折から回復するだけにとどまらず、自分自身と他者に働きかけることで高められる。子ども時代の環境要因（たとえば貧困や離婚など）は変えられるものではないが、思考は変えることができ、能力は高めることができる。

レジリエンスの本質は「感情調整力」「衝動調整力」「共感力」「楽観力」「原因分析力」「自己効力感」「働きかける能力」といった7つの能力によって構成されるというReivich K & Shatté A（2002年）[9]の研究がある。これらのうち「楽観力」は「自己効力感」を反映しており「自己効力感」とは自分の問題を解決するうえでの自信であり、レジリエンスの重要な能力の1つである。

また、「原因分析」とは自分の問題の原因を正確に特定する能力である。すべての人の説明スタイルは3つの特質でコード化され、1つ目は個人的（自分か、自分ではない）、2つ目は永続的（いつもか、いつもではない）、3つ目は広汎的（すべてか、すべてではない）である。

このうち説明スタイルが「自分、いつも、すべて」の型の人は、無意識

的に自分の問題の原因を「それが変化せずにずっと続き、自分の人生のすべてを支配する」と思い込む。これに対して問題が発生した際、「自分でない、いつもでない、すべてでない」型の人の場合は、同じ状況に陥ってもまったく異なる解釈をする。

本邦においてもレジリエンスに注目して、ネガティブな出来事からの立ち直りを導く心理的特性から精神的回復力尺度の作成を試みた研究が知られている。

小塩ら（2002年）[10]は青年期に焦点をあてた精神的回復力尺度が「新奇性追求」「感情調整」「肯定的な未来思考」の3因子で構成されることを明らかにし、本尺度は自尊感情と正の有意な相関があるとしている。

平野（2010年）[11]はレジリエンスの資質的要因、獲得的要因の試みから、二次元レジリエンス要因尺度の作成を試みている。それによると資質的レジリエンス要因として「楽観性」「統御力」「社交性」「行動力」が見出され、これら要因はストレスや傷つきをもたらす状況下で感情的に振り回されず、ポジティブに、そのストレスを打破するような新たな目標に気持ちを切り替え、周囲のサポートを得ながらそれを達成できるような回復力であるとしている。

ほかの1つの獲得的要因としては「問題解決思考」「自己理解」「他者心理の理解」が挙げられ、これらの要因は自分の気持ちや考えを把握することによって、ストレス状況をどう改善したいのかという意思を持ち、自分と他者の両方の心理への理解を深めながら、その理解を解決につなげ、立ち直っていく力であるとしている。

レジリエンスは誰もが保持し、心が成長すれば伸ばすことができる潜在的な回復性で、米国心理学会（2008年）[5]はレジリエンスの構成要素として

　①現実的な計画を立てそれを成し遂げていく力
　②自分を肯定的に捉えて自分の能力を信頼できる力
　③コミュニケーション能力と問題解決能力
　④強い感情や衝動をマネージメントできる力

の4つの力を挙げている。

SECTION 1　レジリエンスを学ぶ

さらにレジリエンスを形成する方法として以下の10項目を挙げている。
　①関係性を作ること（家族や友人や他人とよい関係をつくる）
　②危機を克服できない問題と捉えることを避ける
　③変化を生活上での一部分として受け入れる
　④目標に向けて進むことをする
　⑤断固とした行動をとる
　⑥自己発見のための機会を探す
　⑦自分に対する肯定的な見方を持つ
　⑧物事の捉え方についての展望を持つ
　⑨希望に満ちた見方を持つ
　⑩自分自身を大切にする

　これらを参考に各人が保持しているレジリエンスを顕在化し、日常生活のなかでよい人間関係を保ち、ポジティブ思考をはじめチャレンジ精神や、肯定的な未来思考を続けることがプラスされて、レジリエンス機能が高まるものと予測される。

　レジリエンスは逆境の際のみ活性化されるのではなく、長期的にその人の人生における意欲に影響を与えるものと考えてよい。

　ネガティブなライフイベントを経験しても、高い自尊感情を有する人はレジリエンス機能が高い。

　自然災害などに遭遇し過酷な環境下におかれた場合に、すべての人がPTSDに罹患するわけでなく、多くの人々は一時的に混乱した状態に陥るが、次第にそれを乗り越え適応した生活を送るようになる。その際、体の不調に対して生体の防御機構が働き、体のバランスを保つうえで重要な免疫系の抵抗力が作動するとともに、心の不調や混乱に対してレジリエンスが働き、健康への回復のプロセスをたどるわけである。

　Richardson GEら（1990年）[12]はレジリエンスモデルを提唱し（**図2**）、レジリエンスを伴う再統合は、混乱から学習し成長した能力を持つ水準までのプロセスであるとした。また、レジリエンスには個人資質だけではなく、周囲からのサポートも含まれ、強化因子も含めた検討では、レジリエンスの強さと予後が関連し、レジリエンスが強いと予後が良好で

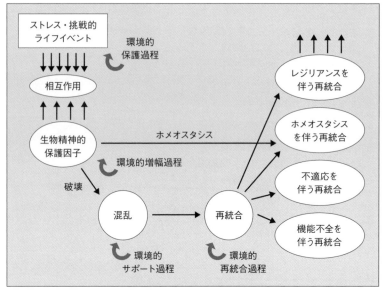

図2 レジリアンシーモデル
(Richardson GE, et al.: Education 21 (6), 1990[12] より引用)

あるとしている。

　最近に至り Iacoviello BM & Charney DS (2014年)[13] はレジリエンスを促進する個人の心理社会的因子の構成成分を認知的、行動的、実存的見地に分けて報告している。それによると個人のレジリエンスを促進する因子として「楽観性」「認知的柔軟性」「能動的対処法」「身体的健康」「社会的支援ネットワーク」「個人の道徳的基盤」が挙げられている。

　これらのうち「楽観性」に関しては認知面での働きかけが重要で、「未来に対するポジティブ思考への期待の維持」「トラウマの経験の同化と再評価、再構築」「ストレス（トラウマ）を受け止め成長のための構成要素とする」ことが掲げられている。

　「能動的対処法」に関しても「認知面に働きかけて持続した脅威の評価を最小化する」とし、行動面では「援助と資源を積極的に求める」として

いる。

「身体的健康」に関しては行動面に働きかけて「身体活動や運動を活発にする」ことが挙げられている。

「社会的支援ネットワーク」に関しては行動面の働きかけとして「社会的支援ネットワークの維持」と、実存的見地での課題として「孤独や孤立感をなくす」としている。

また、「個人の道徳的基盤」に関しては実存的側面が重要で、「信念や霊性を持ち、人生に目的を持つ」ことを挙げている。

これらのさまざまなレジリエンスを促進する因子が持つ構成成分としての特徴の1つ1つについて、今後科学的立場からの合理性について研究が進むことがその発展として期待されるところである。

Daskalakis NPら（2013年）[14]は脆弱性とレジリエンスの3ヒット概念を提唱し、遺伝的要因（ヒット1）に加え、人生早期での環境（ヒット2）が影響し、それに加えて人生後期での環境（ヒット3）が関与することで、個体がストレスに対する脆弱か、レジリエンスかのどちらかに傾くとしている。

d. レジリエンスの科学
①神経生物学的側面

レジリエンスの生物学的基盤としてCharney DS（2004年）[15]は視床下部－下垂体－副腎皮質（HPA）軸、モノアミン神経系、神経ペプチド、性腺ホルモンなど11種類（コルチゾール、デヒドロエピアンドロステロン［DHEA］、副腎皮質刺激ホルモン放出ホルモン［CRH］、青斑核－ノルエピネフリン系、神経ペプチドY［NPY］、ガラニン、ドーパミン、セロトニン、ベンゾジアゼピン受容体、テストステロン、エストロゲン）の神経系に影響を及ぼす情報伝達物質の働きに注目し、これら物質とレジリエンスとの関連および精神病理との関連を指摘した。

その後2012年に至り、Nature誌[16]とScience誌[17]においてもレジリエンスが取り挙げられて注目されるようになった。

Southwick SM & Charney DS（2012年）[17]はScience誌において、うつ

病の治療と予防のための手掛かりとしてのレジリエンスの科学について論じている。そのなかではうつ病のレジリエンスに焦点をあてて環境ストレスと遺伝要因を背景として、うつ病の危険因子、治療的介入およびレジリエンス防御因子が認知行動的側面、感情調整面、社会面、身体面および神経生物学的側面に及ぼす影響について言及している。

これらのうちの神経生物学的側面についてみると、うつ病の危険因子としてはストレスによるHPA軸の制御不全、前頭前皮質における遂行機能の減弱および辺縁系の過活動が挙げられている。

治療的介入については神経サーキット訓練としてニューロフィードバック、マインドフルネス瞑想、認知再評価、今後期待される薬物としてコルチコトロピン放出因子（CRF）、NPY、GABA、グルタミン酸に作用する物質が指摘されている。

またレジリエンス防御因子を増強する面に関してはHPA軸と交感神経系を適度に制御すること、前頭前皮質における安定した遂行機能ならびにストレスによる辺縁系の反応を制御する能力が示されている。

②遺伝的因子

レジリエンスに関してはその後、遺伝的因子に関する研究が進んでいる。

Wu Gら（2013年）[18]の総説によると、レジリエンスに関する中枢神経系の遺伝的因子として挙げられているものはNPY系、HPA軸、ノルアドレナリンとドーパミン系、セロトニン系および脳由来栄養因子（BDNF）がある。

これらについてレジリエンスに関連する遺伝子として知られているものは、NPY系ではNPY、HPA軸のものはCRH受容体1遺伝子（CRHR1）とFK506-結合蛋白5遺伝子（FKBP5）の2つが知られ、ノルアドレナリンおよびドーパミン系のものにcatechol-o-methyl-transferase遺伝子（COMT）が知られている。ドーパミン系ではドーパミン転送遺伝子（DAT1）およびドーパミン受容体遺伝子としてDRD2およびDRD4が知られ、セロトニン系ではセロトニン転送促進部位遺伝子である5HTTLPRおよびセロトニン受容体遺伝子としてHTR1A、HTR3AおよびHTR2Cが知られている。また脳由来栄養因子であるBDNFが知られている。

これらのうち不安障害に関連するものがNPY、抑うつ症状に関連するものとしてCRHR1、うつ病に関連するものが5HTTLPR、HTR1A、HTR3AおよびHTR2Cとされ、抑うつ不安症候群に関連するものとしてBDNFが、PTSDに関連するものにFKBP5、COMTおよびDRD2とDRD4が挙げられている。

　遺伝的因子の解明は今後も進展が続くものと考えられる。

　いずれにせよレジリエンスは遺伝的および環境的要素が関与し、グルココルチコイドホルモン（GC）およびグルココルチコイド受容体（GR）が重要な役割を担っていて、これに加えてHPA系も成長過程でのストレス（トラウマ）によって媒介され、長期にわたる変化の生物学的なメディエータとして重視されている。

　HPA系はストレスやトラウマによって変化する中枢システムであるばかりでなく、そのほか免疫、エネルギー代謝、覚醒、睡眠、食事、気分調節などにも関与し、フィードバック機構で調節されている。

　BDNFは脳で発見されたサイトカインで、神経栄養物質と呼ばれ、末梢血にも存在し、特に血小板に高濃度に存在する。うつ病、認知症、糖尿病で低下し、運動で増加する特徴がみられる。

文　　献

1) 田　亮介, 田辺　英, 渡邊衡一郎：精神医学におけるレジリエンス概念の歴史. 精神神経誌 110：757-763, 2008
2) 田　亮介, 八木剛平, 田辺　英, 他：精神疾患におけるレジリエンス研究—PTSDからの発展—. 臨床精神医学 37：349-355, 2008
3) 筒井末春：心身医学からみた心身健康科学の今日的課題. 人間総合科学 20：1-13, 2011
4) 八木剛平, 渡邊衡一郎 編：レジリエンス　症候学・脳科学・治療学. 金原出版, 東京, 2014
5) American Psychological Association：The Road to Resilience. APA Psychology Help Center, 2008（http://www.apa.org/helpcenter/road-resilience.aspx）
6) Luthar SS, Cicchetti D, Becker B：The construct of resilience：A critical

evaluation and guidelines for future work. Child Development 71 : 543-562, 2000
7) Rutter M : Resilience in the face of adversity. Protective factors and resistance to psychiatric disorder. Br J Psychiatry 147 : 598-611, 1985
8) Ahmed AS : Post-traumatic stress disorder, Resilience and vulnerability. Advances in Psychiatric Treatment 13 : 369-375, 2007
9) Reivich K, Shatté A（宇野カオリ 訳）: The Resilience Factor（レジリエンスの教科書）．草思社，東京, pp33-54, 2015
10) 小塩真司，中谷素之，金子一史，他：ネガティブな出来事からの立ち直りを導く心理的特性—精神的回復力尺度の作成—．カウンセリング研究 35 : 57-65, 2002
11) 平野真理：レジリエンスの資質的要因・獲得的要因の分類の試み—二次元レジリエンス要因尺度（BRS）の作成．パーソナリティ研究 19 : 94-106, 2010
12) Richardson GE, Neiger BL, Jensen S, et al. : The Resiliency Model. Health Education 21（6）: 33-39, 1990
13) Iacoviello BM, Charney DS : Psychosocial facets of resilience : implications for preventing posttrauma psychopathology, treating trauma survivors, and enhancing community resilience. European J Psychotraumatol 5 : 23970, 2014（http://dx.doi.org/10.3402/ejpt.v5.23970）
14) Daskalakis NP, Bagot RC, Parker KJ, et al. : The three- hit concept of vulnerability and resilience : Toward understanding adaptation to early-life adversity outcome. Psychoneuroendocrinology 38 : 1858-1873, 2013
15) Charney DS : Psychobiological mechanisms of resilience and vulnerability ; implications for successful adaptation to extreme stress. Am J Psychiatry 161 : 195-216, 2004
16) Hughes V : The roots of resilience. Nature 490 : 165-167, 2012
17) Southwick SM, Charney DS : The science of resilience : Implications for the prevention and treatment of depression. Science 338 : 79-82, 2012
18) Wu G, Feder A, Cohen H, et al. : Understanding resilience. Frontiers in Behavioral Neuroscience 7（10）: 1-15, 2013

（筒井末春）

SECTION 2 漢方への誘い

① 漢方の基本

　本章では漢方治療に際して行われている診断手順として重要なものについて概説し、詳細は専門書[1〜6]にゆだねることにする。

　生薬の分類は古くは紀元前後に神農本草経(しんのうほんぞうきょう)に記載されていて、それによると3分類されている。

　第1は「上品(じょうほん)」で120種あり、甘草(かんぞう)、人参(にんじん)、桂皮(けいひ)、柴胡(さいこ)など生命を養い、作用が弱くても副作用のない薬である。そのなかには食品にも使われるような植物が含まれ、体を整えることに重点が置かれている。

　第2は「中品(ちゅうほん)」で120種あり、生薬として当帰(とうき)、芍薬(しゃくやく)、麻黄(まおう)、葛根(かっこん)などが含まれ、少量または短期間だけならば作用はあっても毒性のないもので、病気を予防し疲労を補うとしている。

　第3は「下品(げほん)」で125種あり、大黄(だいおう)、附子(ぶし)、半夏(はんげ)、杏仁(きょうにん)などの生薬が含まれている。下品(げほん)は病気を治す力は強いが、しばしば副作用を伴うもので西洋医学の薬といった概念はこの下品(げほん)に相当する。

　この分類でみると上品(じょうほん)に並ぶものはまさに東洋的思想がみえる。

a. 未病とは

　漢方領域では人間の体質は実証(じっしょう)、虚証(きょしょう)、中庸(ちゅうよう)の3つに分けられ、そのなかで健康体は中庸(ちゅうよう)だけである。

　また、未病とは病気として表に現れていないものの、体内に病気の素を抱えている状態を指し、未病の状態を発見することによって健康を保つことができる。未病には2段階あり以下のごとくである。

　第1は乱れた食生活や過剰な飲酒、喫煙、運動不足、睡眠不足、ストレスによりもたらされるものである。

　第2は境界領域で、自覚症状はないものの検査をすると異常がみられ

る状態と、自覚症状があるのに検査をすると異常のない状態である。

現代にあてはめると、自覚症状がない場合に未病の状態が進むと、メタボリックシンドロームや糖尿病、高血圧症、心血管病変といった生活習慣病になり、日常生活に支障をきたすことも少なくない。

また現代医学においては境界領域として自覚症状があるのに検査をすると異常がない状態である不定愁訴ないし機能性身体症候群（functional somatic syndrome：FSS）と考えられるケースも、プライマリ・ケアでよく遭遇する。これらに対する漢方治療は徐々にではあるもののエビデンスが集積されつつあり、今後漢方薬による治療がさらに発展する領域となることを期待したい。

漢方薬のエビデンスレポートは日本東洋医学会EBM委員会が作成したウェブサイトで閲覧できる。

② 漢方による診断手順

漢方薬は体系化された経験則のもとで使用され、患者の全身状態および病態を評価して使用薬を選択する。以下に全身状態と病態評価についておおまかに記述する。

a. 全身状態

全身状態は虚実（体質の強弱）と陰陽（生命反応の強弱）で評価する。

①証（虚実）の判定

虚証とは体質が弱く、具体的には消化吸収機能が弱く、栄養状態も不良でやせ型で食が細い。これに対して実証では全身、特に腹部の筋肉の発達と緊張が良好で、胃腸も丈夫で栄養状態がよく、消化吸収力が強い。

一般に知られている実証ならびに虚証の性格傾向を**表2**[7]に示す。

実証タイプでは気が短く、せっかち、大雑把であり、直情的、大胆で合理的、競争心は強く、熱しやすく冷めやすい、感情の起伏が激しく、外向性を示しやすい。

一方虚証タイプでは気が長く、のんびり屋で神経質、穏やかで慎重な

表2 証による性格傾向の比較

実証	虚証
気が短い	気が長い
せっかち	のんびり
大雑把	神経質
直情的	穏やか
大胆	慎重
合理的	粘り強い
競争心が強い	競争心が希薄
熱中しやすく冷めやすい	淡々としている
感情の波が激しい	感情が安定している
外向的	内向的

(丁　宗鐵：名医が伝える漢方の知恵. 集英社, 東京, p91, 2013[7])

面があり、粘り強いが競争心は希薄で、淡々とし、感情は安定しているものの内向的である。

実証タイプでは何事にも積極的であるのに対し、虚証タイプでは細く長くの人生が身上で、総じて長生きの傾向があり女性に多い。虚証タイプは地味でコツコツ続けられる力を持つものの、体力がないので徹夜ができない。

②四診

証の判定に役立つ診療方法に「四診」が挙げられる。「四診」として知られているものに「望診」、「聞診」、「問診」および「切診」がある。

「望診」は西洋医学で行われている視診に相当し、体格、栄養、体型、舌診などが含まれ、漢方では舌の状態が重視される。これらから陰陽、虚実のおおよその見当をつけることができる。

「聞診」は聴覚、嗅覚による情報収集を意味し、聴診と口臭、体臭の有無を調べる。

「問診」は西洋医学と同様に主訴、既往症、家族歴、現病歴、現症、生活習慣などを対話によって情報収集する。

「切診」は触覚による診療で漢方では特に重視され、脈の症状や腹部の状態を情報収集するもので脈診と腹診がある。

腹診の際に用いられる腹部の情報収集の主な所見を挙げると**表3**のようになる。

表3　腹部の主な所見

心下痞鞕（しんかひこう）	心窩部の抵抗、圧痛
胸脇苦満（きょうきょうくまん）	肋骨弓下部の抵抗、圧痛、柴胡剤を用いる
心下支結（しんかしけつ）	剣状突起と臍の中間点の圧痛
小腹鞕満（しょうふくこうまん）	臍下部の抵抗、圧痛、瘀血の証となる
小腹急結（しょうふくきゅうけつ）	左腸骨窩に触知する抵抗、圧痛
小腹不仁（しょうふくふじん）	臍下部の緊張低下、腎虚を示す
腹皮拘急（ふくひこうきゅう）	腹直筋の緊張

③陰陽の評価

　全身状態を把握するうえで前述した虚実の評価と並んで、生命反応の強弱を理解することも重要で、その際は陰陽の評価を行う。

　すなわち病気により新陳代謝の亢進があれば陽、逆に新陳代謝の低下があれば陰の状態と評価する。前者では体力、気力がみなぎり抵抗力も強いが、後者では免疫機能も低下する。

　陽の状態は瀉剤（冷やす薬、抑える薬）が、陰の状態には補剤（温める薬、体力を向上させる薬）が効果を発揮する。

b. 病態評価
①気血水理論

　漢方医学では生体の異常を説明する病態（病理概念）として気血水理論が用いられる。したがって気血水についての評価を行うことが病態把握のうえで重要となる。

　気とは無形のエネルギーで、生命を維持する働きのもとになるものを指す。

　血は血液やホルモン成分など体内を巡る体液の総称である。血がうっ滞すると瘀血と呼ばれる。

水はリンパ液、リンパ球などの生体の防御にかかわる免疫機能全体を司るもので、体内の異常な水分の偏りは水毒と表現する。

漢方では気血水により体内の神経や臓器が正常に働き、気血水に変調が生じると体内バランスが崩れて、未病の状態か病気が発症する。

気が乱れると消化吸収機能の低下が現れ、実証タイプは気が滞ってゆううつ感や不眠が生じる。虚証タイプでは気の不足から無気力、倦怠感が生じる。

「気虚」の存在には食欲不振と身体の疲労感のチェックが重要であり、「気うつ」の特徴として抑うつ傾向やのどのつかえ、腹部の症状として排ガスや腹部膨満が認められやすい。

一方、「気逆」の特徴としては冷え、のぼせ、動悸発作、顔面紅潮、焦燥感、腹部大動脈の拍動がみられる。

気虚が続くと血虚も生じ、気滞が続くと瘀血も生じる。

血の停滞を漢方領域では瘀血と称し、頭痛、肩こり、冷えなどを引き起こす。これは実証タイプがなりやすい。虚証タイプは抜け毛、肌荒れ、皮膚の血色不良を起こすもので血虚にかかりやすい。

水が滞ると水毒と称し、むくみやアレルギーを起こし、息切れや咳、手足の冷えやしびれが現れる。

気血水は日常生活における暴飲暴食、肉体的過労をはじめとする不摂生やメンタルストレスによっても影響をうけてバランスを崩すことがあり、注意が必要となる。

未病をはじめとし、病気を予防し健康を維持していくためには、日常生活のなかで気血水を整え、抵抗力を高めておくことが必要で、その際腸に目を向けることが大切となる。抵抗力を高めるうえで腸の働きを高めることが重視されてよい。腸内には体の免疫細胞が多数集積されていて今日では免疫臓器とも呼ばれている。

腸を丈夫にするには食事を規則正しく摂取すること、栄養のバランスの取れた食事を心掛けることはもちろんのこと、食物繊維の多い食べ物を摂取することも欠かせない。また乳酸製品の摂取も心掛け、よく咀嚼すること、夜間に良質な睡眠を確保することも重要となる。近年は実証

であるのに腸が虚証になっている隠れ虚証が指摘[6]されていて、腸に注目して診療を行う姿勢も必要といえる。

抵抗力を高めることが個人の健康を維持するうえで重要であることは論を待たないが、体とともに心にも留意すると、心の抵抗力を高め維持するうえではレジリエンスの働きはきわめて重要で、その側面からも治療につなげ結びつくことが期待される。

これまで病態評価は気血水に基づく理論で行われることについて記述したが、それ以外に古くから五臓論が知られている。

② 五臓論

五臓論は漢方の基本となるもので、漢方では「体調」「バランス」の乱れを診断しそれを整えることを治療の基本とする。

前述したように気血水理論では気血水が正常に働き、心身の活動が一定に保たれているのが健康と考え、その際、気は生体における精神的活動を司るエネルギーとして、血は生命活動を活性化する体液として、水は生体の防御機構に関与する体液として働き、これらの働きがスムーズであれば病気は自然に治癒するものと考えられている。

これに対して生体活動において「陰陽五行」のバランスにも注意が必要である。

「陰陽五行」とは自然哲学の考え方で陰と陽の相反する2つの要素で捉える考え方を「陰陽説」、自然界のさまざまな変化や関係を5つの要素(木、火、土、金、水)に分類し、互いに有機的に関連しているとする考え方を「五行説」と呼んでいる。

この「五行説」を漢方医学に応用したのが「五臓論」で肝、心、脾、肺、腎の5つの機能系に分け、陰陽五行のバランスやリズムが乱れぬように生活すれば健康が維持できるとした。

すなわち人の身体には肝、心、脾、肺、腎の5つのシステムがあり、この5つが調和して働いていると健康、逆に均衡が崩れると病気になるというのが五臓論である。

「黄帝内経」には未病を捉えて治す医療者が最高であるという記述があるが、この未病の段階に効果的な働きをするのが漢方薬である。

五臓については「肝」は肝臓、脾臓、神経系を指し、全身にくまなく血液や気が流れるように調整する働きがあり、「肝」が不調に陥ると怒りっぽくなったり、頭痛が起きたりする。「肝」は心の働きを強め、脾の働きを弱める。

「心」は心臓、血管、循環器系を指し、意識の状態を保ち血液を循環させる役割を持つ。「心」が不調に陥ると睡眠や覚醒のリズムが不安定となり、不眠や情緒不安定が現れる。「心」は脾の働きを強め、肺の働きを弱める。

「脾」は胃腸消化器系を指し、食物を消化して気や血のもとを全身に送り出す働きがあり、「脾」が不調に陥ると些細なことにこだわり、食欲低下、下痢、便秘などが起こる。「脾」は肺の働きを強め、腎の働きを弱める。

「肺」は肺臓、鼻腔、咽頭、呼吸器系を指し、体内の汚れた気を排出し新鮮な気を取り入れ、全身に巡らせる働きがあり、「肺」が不調になると抑うつ気分、嗽咳、喀痰、鼻水が生じ、感冒にかかりやすい。「肺」は腎の働きを強め、肝の働きを弱める。

「腎」は腎臓、泌尿器、内分泌系を指し、生命力を蓄え水分のバランスを整える。「腎」が不調に陥ると不安感、成長と発育にかかわる骨や歯が故障し、腰痛や足のしびれなどを自覚する。「腎」は肝の働きを強め、心の働きを弱める。

これら五臓の各臓器の働きを促進および抑制作用の面から示す（図3）。

以上述べてきた通り、四診による情報収集と並んで虚実、陰陽、気血水、五行（五臓）といった東洋医学的独自の概念を駆使して証を決めるといってよい。

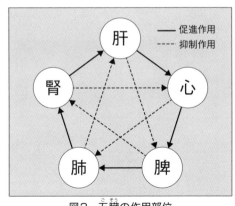

図3　五臓の作用部位

③ 証の把握が治療への早道

　漢方における証の把握は個人に見合った漢方薬の選択が可能となり、選択された漢方薬自体も効果を発揮し得る条件が満たされることにより、治療が円滑に促進されることにつながる。

　いくつかの多彩な愁訴を有して受診するケースも漢方診療ではめずらしくないが、これら不定愁訴やFSSの治療にも漢方薬は適していて、治療戦略の1つの選択肢となり得る。

　いずれにせよ証を正しく把握することは、薬物の効果を発揮するうえからも漢方診療において欠かすことのできない治療戦略の第一歩につながり、証に基づいて適切に漢方薬が選択されれば、その後の治療が円滑に進み、そのうえに薬物以外の非特異的要因がプラスに働けば、さらに治療は加速されていくわけである。薬物以外の要因については後述するのでp.34〜38を参照されたい。

④ 漢方の登場と普及

　わが国において独自の発展を遂げた漢方医学は、中国の伝統医学をもとにして吉益東洞らの古方派によって、傷寒論を中心に再編成された医学の体系として知られている。漢方は生薬の組み合わせを指すといってよい。

　わが国において1967年に初めて医療用漢方製剤が薬価基準に収載され、漢方エキス製剤（医療用漢方製剤）が保険診療で使用されるようになり、すでに50年近い歳月が経過している。

　今日においては内科領域はもちろんのこと、臨床各科で漢方薬は普及し、よく使用されているといってよい。その際効果を発揮するには漢方薬の正しい使用がなされる必要があり、西洋医学ひとすじに教育をうけた医師では、漢方薬の選択に戸惑うことは十分考えられる。スタートの段階で迷うよりも、できることなら漢方薬の処方は証と呼ばれている使用目標に基づいて行われるのが原則であることに目を向け、証の判定に

役立つ診療を加味し実践していくことが望まれる。

いずれにしても今日においては漢方エキス製剤の使用はポピュラーとなり、今後も漢方薬治療によるエビデンスの集積が進み、西洋薬にみられるような科学的検証が前進することが期待されてよい。

⑤ 漢方薬使用上の注意

西洋薬と比較して漢方薬では副作用の発現が少ないとされているものの、なかには重大な副作用が出現する場合があり注意が必要となる。

小柴胡湯❾は、①インターフェロン製剤を投与中の患者、②肝硬変、肝癌の患者、③慢性肝炎における肝機能障害で血小板数が10万/mm^3以下の患者には使用禁忌である。

甘草を2.5g以上含有する漢方エキス剤（半夏瀉心湯⓮、小青竜湯⓳、人参湯㉜、五淋散(56)、炙甘草湯(64)、芍薬甘草湯(68)、甘麦大棗湯(72)、芎帰膠艾湯(77)、桂枝人参湯(82)、黄連湯(120)、排膿散及湯(122)、桔梗湯(138)）は①アルドステロン症、②ミオパシー、③低カリウム血症の症例での使用は禁忌となる。

そのほか副作用として薬剤アレルギー、間質性肺炎、うっ血性心不全、心房細動、心室細動、ミオパシー、肝機能障害、黄疸、劇症肝炎などが知られている。

また、妊娠中の投与に関する安全性は確立していないため、妊婦または妊娠している可能性のある婦人には、治療上の有益性が危険性を上回ると判断される場合のみ投与する。

いずれにせよ漢方薬を長期にわたり投与する症例においては定期的に肝機能検査をはじめ、電解質や心電図、胸部X線写真などを駆使して副作用としての異常の有無をチェックすることも、必要に応じて適正に行うとよい。

文　献

1) 大塚恭男：東洋医学入門. 日本評論社, 東京, 1983
2) 日本漢方医学研究所 編：新版 漢方医学. 日本漢方医学研究所, 東京, 1990
3) 五島雄一郎, 高久史麿, 松田邦夫 監, 松田邦夫, 稲木一元, 佐藤　弘 編：漢方治療のABC. 医学書院, 東京, 1992
4) 花輪壽彦：漢方診療のレッスン増補版. 金原出版, 東京, 2003
5) 大塚敬節：新装版 漢方医学. 創元社, 大阪, 2001
6) 菅谷英一, 菅谷愛子：漢方の新しい理解と展望―医歯薬学生と医療に携わる人のために―. 学建書院, 東京, 2001
7) 丁　宗鐵：名医が伝える漢方の知恵. 集英社, 東京, 2013

(筒井末春)

SECTION 3 レジリエンスからみた漢方治療

① 受診者の構え方

　受診者が漢方治療に肯定的である場合と否定的である場合とでは、その後の治療過程で転帰に相違が出現しやすい。これは漢方治療に限定されるわけではなく、西洋医学的治療にも通じるものである。

　前者の場合には受診者が医師との信頼関係を築きやすいのが一般的であるが、後者の場合は、たとえ治療が開始されたとしてもドロップアウトしやすく、なかには1回の受診のみで中断されてしまうことも少なくない。そうでなくとも後者の場合には医師との信頼関係の構築が困難となりやすい。

　漢方治療に限らず医療機関で行われる薬物治療の基本は、良好な患者−医師関係が保持されることである。漢方治療に対して肯定的考えを有するケースであれば、相手の苦痛や苦悩を傾聴し双方向性のコミュニケーションを行うなかで関係を構築することが、患者−医師関係を良好にする第一歩といえる。

　漢方治療ではその人の養生面[1]に関する問題も取り挙げるが、これは現代医学における心身医療にも通じる面を有しているといってよい。

② 養生とレジリエンス

　江戸時代の儒学者である貝原益軒の養生訓[1]では自然治癒思想に立脚した保養の重要性が指摘されている。現代においては薬物の副作用や薬物依存が問題となることがあり、身体疾患で慢性化を示すものでは長期にわたり多剤併用が行われることで、自然治癒が遅れることがないよう留意することも必要である。

　漢方の領域では漢方薬と並んで養生に関しても診療上重視されている

と思われるが、なかには大量投与に傾斜して診療が行われていることも耳に触れることがあり、バランスよく診療が行われることが望ましい。

養生については薬物一辺倒ではなく今日では生活習慣が取り挙げられ、日常の生活のなかで病気の回復や健康に役立つ部分を増やしていくことでレジリエンスの働きも高まると推測される。

診療の場では食事や睡眠や仕事をはじめとする1日の過ごし方や嗜好品（アルコールや煙草）などが大切な情報となり、これら生活習慣をよりよい健康習慣へと導く重要性は以前から指摘されていた。

現代においても生活習慣病はもとより、老若男女を問わず生活習慣のひずみによって健康にマイナス面が現れている人々が少なくない。食事が不規則な人、ストレス由来で過食に陥る人、深夜に食物を摂取してしまう人、朝食を欠食する人など食事摂取に関して不摂生な人はもちろんのこと、食事の内容に問題がみられ、栄養素のバランスに偏りのみられる人、ミネラルやビタミンが不足している人、偏食のみられる人、野菜が不足してアンバランスな人、偏って好きなものに手を出す人など、食生活のうえで問題をかかえている人も少なくないように思われる。

また睡眠についても、睡眠時間が足りず睡眠不足に陥っている人、就寝時刻や起床時刻が不定である人、夜型人間に変わってしまっている人など、睡眠にまつわる問題点をかかえている人も少なくない。

ライフスタイルとして1日の過ごし方や、仕事以外の自分の時間の過ごし方や、休日や祭日の過ごし方など、余暇の時間をどう過ごすかは健康を維持するうえでプラスに働くかマイナスに働くかによって、さまざまな様相を呈するといってよい。

そのほか嗜好品としてアルコールや喫煙も問題となるといってよい。

③ 治療プロセスで介在するレジリエンス

実践の場における症状の改善は受診者の自信にもつながり、さらにレジリエンス機能が高まることによって、健康体を維持するうえでの安定性も増し、QOLの向上にもつながっていく。

SECTION 3 レジリエンスからみた漢方治療

漢方では中庸を維持し、持続することが健康体の姿としており、そこに養生の重要性が指摘されている。

治療で回復するプロセスとして重視すべきものに、生体の防御回復機構のなかの免疫機能があり、免疫機能の低下は身体の抵抗力の弱体化をもたらし、免疫機能が向上すると身体の抵抗力はアップする。

一般に抵抗力というと身体の抵抗力を意味するが、抵抗力には身体の抵抗力と心の抵抗力の両面があり、そのうち心の抵抗力はレジリエンスに相当するものといってよい（図4）。

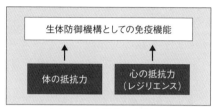

図4 免疫機能と抵抗力

心の抵抗力を強化することで身体の抵抗力も高まり、健康を維持するうえでも病気から健康を回復する場合と同様に、レジリエンスの機能の維持や強化が、身体の抵抗力の維持や強化と相まって心と体の安定が得られるものと推測される。

そのため、抵抗力を考える際に体の抵抗力の強化のみならず、心の抵抗力の強化を図る工夫もなされていく必要がある。

④ 自然治癒とレジリエンス

漢方を通じてレジリエンスを考える際には、自然治癒力という現象に目を向ける必要があり、自然治癒をもたらすバックグラウンドにレジリエンスの働きを無視してはならない。

東洋医学では古来から病気が治るのは自然治癒力の働きで、これを強める方法が養生でありその重要性が知られている。

また、近年に至り精神医学領域においてヒポクラス的精神薬理学が登場し[2]、治療は自然治癒過程を促進すべきであるとしている。

漢方医学では病気を治そうとする生体反応が正常に機能するのは、自然治癒力の働きによるものと考えている。これを現代医学で捉えれば、

自然治癒力の働きは免疫機能としての心身の抵抗力が強化、ないしは調整されることで作動するものと考えてよい。その際にレジリエンスの働きも重要となる。

⑤ プラセボ効果とレジリエンス

心療内科を受診することの多いFSSのなかには、プラセボ効果を示すケースが多いことが知られている。すなわち機能性ディスペプシア（functional dyspepsia：FD）や過敏性腸症候群（irritable bowel syndrome：IBS）はその代表でもある。

プラセボ効果[3]とはプラセボ使用時にみられる効果であり、症状の自然変動のうえに心理的効果などが加わったものである。本効果は意識下、前意識、無意識下で働いて回復への期待、希望が前提となり、薬に対する信頼、期待があることが必須条件となる。また当然のことであるが患者−医師関係が良好であることも重要である。

プラセボが効果的に発現するには、患者が健康回復への希望や期待を有し、薬物への信頼や期待も有し、また患者−医師関係が良好であり、患者が医師の行う治療に満足していることが挙げられる。

これらのいずれの要素にも問題がみられると、治療の妨げとなり、症状の改善やQOLを含め健康の回復を遅らせることになる。したがって診療の場でコミュニケーションが双方向性に向かうプロセスとなることが望まれる。

特にプラセボ効果の高いストレス関連疾患を扱う際には、レジリエンス機能を高めるうえでも患者−医師関係はきわめて重要であるといってよい。

レジリエンスの面からみると、①医師の言語の要素、②患者の期待する、信頼するといった感情の要素、③患者の自主性の要素が組み合わさってレジリエンス回路を発動させ、治療効果を発揮する。

精神科領域ではうつ病でもプラセボ効果を発揮することが知られ、うつ病者に共通したレジリエンス機序の存在を想定した報告[4]も知られている。

SECTION 3 レジリエンスからみた漢方治療

　プラセボ効果の心理学的機序の基盤となる脳内機序として内因性オピオイド、神経ペプチド、ドーパミン作動性報酬回路機構の役割が注目されている[5]。

　慢性疼痛に対するプラセボ効果に関する研究は数多いが、プラセボ効果発現の機序として、「エンドルフィン経路」と「免疫力活性化経路」が知られ、前者はエンドルフィンの分泌を促すことによってストレスや疼痛を緩和し、後者は免疫機能を活性化することで治癒力を高める。さらに医師の発するやさしい言葉が患者の前頭葉で神経伝達物質であるドーパミンの産出を促すとされている。

　したがってレジリエンスを主軸としたプラセボ効果発現の背景は、信頼感や期待感といった感情の変化を起点として、脳内の神経化学的反応に影響を及ぼしてその機能を発揮するものと考えられる[5]。

　ところで心理療法が効果を生み出すためには治療者（医師）とクライエント（患者）が満たすべき以下の3つの要因が知られている。

　①お互いの信頼に基づいた相互関係。
　②治療者の要因として人間的な温かさ、共感能力、忍耐力、率直さ、誠実などの人格的資源。
　③クライエント側の要因として治療者への強い信頼感、治療効果への期待、自分自身を変えようとする意欲、忍耐力。

　これらが健康回復を図るうえでのレジリエンスとして役立つといってよい。

　蛇足ではあるが、神経症患者の薬物治療効果での薬物治療による非特異的要因として以下の4つの要因が挙げられている[6]。

　第1は医師の要因、第2に患者の要因、第3に治療環境要因、第4に非治療環境要因である。

　医師の要因のなかには性格特性、態度と期待、専門分野と経験、薬物治療の熟達度、治療方針が含まれ、患者の要因のなかには性格特性、態度と期待、過去の薬物治療、コンプライアンス、疾患の種類が含まれる。

　治療環境要因のなかには患者-医師関係、心理療法の種類が含まれ、非治療環境要因のなかには家庭、仕事、学校などが含まれる。

これら4つの要因はプラセボによる治療効果を左右する要因でもあり、薬物の効果を上げるうえでも無視できないものといってよい。

特にプラセボ効果を認める症例においては、これら非特異的要因はレジリエンスを高めるうえでも欠かすことができず、なかでも診療上重要な位置付けとして、治療環境要因に含まれる患者-医師関係は重視されてよい。

医療の現場で良好な患者-医師関係を保つには、双方向性のコミュニケーションが不可欠であり、そこにnarrative-based medicine（NBM）の重要性が指摘されてよい。

また良好な患者-医師関係を築くには、まず患者にとって理解しやすい言葉を用いてコミュニケーションを行うことである。医学的な専門用語が飛び散る会話となってはならない。

治療のプロセスにおいて適切に「ほめたり」「いずれはよくなる」という患者に対する希望のメッセージを伝えることも必要となる。相手にプラスに働く内容を吟味して診療のなかで伝えることで、治療が一歩ずつ前進すれば、レジリエンスの機能が少しずつでも発揮されて回復の道をたどる方向にむかうことも望まれてよい。

今まで述べてきたように薬物療法の効果を考える際には、薬物そのものの作用に加えて非特異的要因も考慮する必要があり、その際問題とすべきものに患者側の要因、医師側の要因ならびに患者-医師関係が身体疾患を扱う臨床医にとって重要となる。

特に、身体疾患のうち後述する機能性疾患として一括されているFSSは、ガイドラインにおいても良好な患者-医師関係の構築が重要視されている。これら薬物投与によって生ずる非特異的要因の研究はプラセボ効果を中心にして発展してきている。

ここでは非特異的要因である患者側の要因、医師側の要因ならびに良好な患者-医師関係からみた薬物（漢方）療法の治療効果を高める要素を簡潔にまとめてみた（**図5**）。

中野ら（1999年）[6]は心身症を対象にしたプラセボ効果の研究で、患者-医師関係、患者の治療意欲および患者の薬物治療への期待度が、プラ

SECTION 3　レジリエンスからみた漢方治療

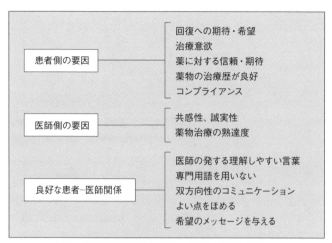

図5　非特異的要因からみた薬物（漢方）療法の
治療効果を高める要素

セボ投与時の改善率に大きく影響していることを報告している。

なお臨床の現場においてはプラセボ効果が発現しやすいケースとして、被暗示性に富む女性、治療に対する期待度が高い者、治療意欲がある者、既往に薬物使用で治療歴が良好な者やコンプライアンスが不良でない者などが挙げられる。

プラセボ効果とレジリエンスの間にはさまざまな共通点があり（図6）、レジリ

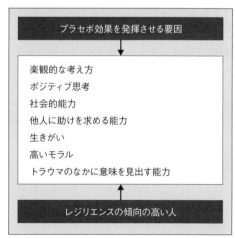

図6　プラセボ効果とレジリエンスの共通性

エンス能力の高い人は楽観的でポジティブ思考がみられ、社会的能力や他人に助けを求める能力があり、生きがいや高いモラルを有し、トラウマのなかに意味を見出す能力を有する傾向がある。

これらの特徴は、プラセボ効果を発揮させるうえで必要な要因が含まれていて、診療上参考にすべき点が少なくない。

その意味でも治療効果が高まる側面から、薬物療法に影響を及ぼす患者および医師側の非特異的要因、ならびに上位に位置付けされてよいレジリエンス能力を発揮する要素にもウエイトを置くなか、良好な患者－医師関係を維持することで、レジリエンスの働きが強化される医療が進められてよいものと思われる。

レジリエンスからみた薬物（漢方）治療の治療効果を高める概略を示す（**図7**）。

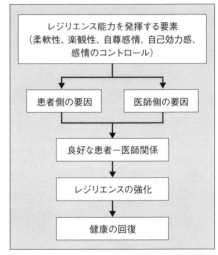

図7　レジリエンスからみた薬物（漢方）療法の治療効果を高める概略

⑥ レジリエンス機能を発揮するには？その鍛え方、育て方

レジリエンスにはこれまで示したように、さまざまな訳語や定義があるが、共通しているのは「逆境の存在」と「肯定的な結果」であり、個人に関しては「柔軟性」がキーワードとなる。

レジリエンスには個人差があり、ストレスに対する反応をみても一様ではない。「個人のレジリエンス」は「遺伝」や「養育環境の影響」ももちろんあるものの、人生後期に獲得した後天的部分も含まれていて、その

SECTION 3 レジリエンスからみた漢方治療

部分に注目して不足している部分を充足するように仕向けることがレジリエンス機能を作動し高めるうえで役立つといえる。本書においてもレジリエンスの後天的部分に焦点をあてて論じることにする。

レジリエンスの構成要素として共通性のあるものに「思考の柔軟性」が挙げられる。この柔軟性を基盤として4つの構成要素、①感情のコントロール、②楽観性、③自尊感情、④自己効力感が挙げられる。これらの個人特性が十分に発揮できれば、人生を前向きにしなやかに送ることができるというわけである（**図8**）。

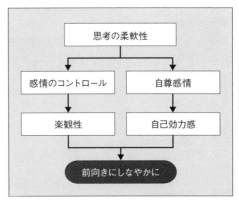

図8　レジリエンスの構成要素

「自尊感情」とは「自分自身を肯定的に捉える気持ち」であり、「自己効力感」とは「自分の能力に対する自信、または自分は役立つ存在だという確信を持つこと」である。

レジリエンスに関連して逆境に強くなるために重要となる思考として「楽観思考」「自尊思考」「自己効力思考」の3つの思考が知られている[7]。これらの思考はいずれもレジリエンスの要素として重要であるばかりでなく、相互に関係しあって逆境のなかにおいても立ち直る方向性に向かうことに役立つわけであり、人生を送るうえで時には悲観的になったり、厭世的となり友人とも会いたくなくなったりするようなネガティブ思考にならないためには、そのプロセスから早く脱却してポジティブ思考に変わるよう、レジリエンスが働くことが必要となる。このように必要に応じてレジリエンス機能が発揮できれば、健康回復への近道が得られるといってよい。

人生には山あり谷ありのなか、植西（2015年）[7]はレジリエンスを鍛えるためには「感謝を生きる力に変える」「正しい姿で生きていく」「無理を

せずに立ち直っていく」「最後まで可能性を信じる」「上手に感情をコントロールする」「自分らしさを尊重する」「楽観的に考えていく」「自分自身を励ましていく」「人間関係を大切にする」ことを挙げている。感謝することはネガティブ感情を和らげてくれ、レジリエンスの面からみるとプラスに作用するといってよい。

逆境に強い人は感情コントロールが円滑で感情処理能力が高く、その面でレジリエンスにプラスに働く。また自分は価値ある人間であると自分自身を肯定的に捉える気持ちが高い、つまり自尊感情の高い人は逆境を乗り越えていく力を有し、レジリエンスの面からもプラスに働く。さらに適度な運動習慣を持ち体力をつけることも、レジリエンスを強めるとされている。

レジリエンスの構成要素について前述したが、レジリエンスの育て方として思考の柔軟性を有し、感情のコントロールができ、楽観性で自尊感情、自己効力感のもと、前向きにしなやかに生きることが重要とされている。

これらの個人特性を重視してそれぞれの項目に少しずつでも近づけるよう努力することが個人のレジリエンス機能の強化に役立つものといえよう。

⑦ 気血水からみたレジリエンス機能[8]

漢方医学におけるレジリエンスの働きを支えているのは気血水理論とされている。

前述した通り、気は生体における精神的・機能的活動を司るエネルギーであり、血は生命活動を活発化する体液、水は生体の防御機能に関与する体液で、これらの働きが正常であれば病気は自然に治るものと捉えている。

ところで何らかの理由でレジリエンス機能が低下すると病が生じる場合、さらにレジリエンス機能が正常であっても、それを上回る力で病状を悪化させるがん細胞や病原体が生体に生じる場合がある。

前者、すなわちレジリエンスが低下している状態には、レジリエンスの働きを賦活する治療がなされてよい。その際は虚証に対する治療法が有効であり、一般に用いられているのが「補法」である。高齢者には「補法」が適応されることが多く、成人においては気虚や血虚がこの病態に該当する。

これに対して実証の場合はレジリエンス機能は正常であっても、体調を崩している状態であり、「瀉法」が適応される。これは気血水の観点からすると瘀血や水滞の病態に対して駆瘀血、利水といった治療が選択される。

さらにレジリエンスの働きを再調整する方法に和法（harmonizing therapy to rebalance）が知られ、機能を再調整して健康を回復させていくものである。和法は気滞、気逆の病態を呈しているもので、今日においてはストレス関連疾患にみられやすく、心療内科領域においても適応されることの多い治療選択の1つといえる。

表4にレジリエンス機能と気血水理論からみた漢方治療法の種類と選択を一括して示す。

表4 レジリエンス機能と気血水理論からみた漢方治療法の種類と選択

気血水理論＼レジリエンス機能	低下	正常	再調整
証	虚証	実証	不定
病態	気虚・血虚	瘀血・水滞	気滞・気逆
治療法	補法	瀉法	和法

文　献

1) 貝原益軒 著, 伊藤友信 訳：養生訓. 講談社, 東京, 1982
2) Ghaemi SN : Toward a Hippocratic Psychopharmacology. Can J Psychiatry 53 : 189-196, 2008
3) 筒井末春：心療内科における薬物療法―その変遷と展望―. 新興医学出版社, 東京, pp6-7, 1998

4) Stassen HH, Angst J, Hell D, et al. : Is there a common resilience mechanism underlying antidepressant drug response? Evidence from 2848 patients. J Clin Psychiatry 68 : 1195-1205, 2007
5) 田 亮介：プラセボ．八木剛平，渡邊衡一郎，編：レジリアンス 症候学・脳科学・治療学．金原出版，東京，pp195-205, 2014
6) 中野重行，菅原英世，坂本真佐哉，他：心身症患者におけるプラセボ効果に関与する要因—医師患者関係，治療意欲および薬物治療に対する期待度—．臨床薬理 30 : 1-7, 1999
7) 植西 聰：逆境力のコツ．自由国民社，東京，pp4-5, pp8-16, 2015
8) 坪井貴嗣：漢方薬．八木剛平，渡邊衡一郎 編：レジリアンス 症候学・脳科学・治療学．金原出版，東京，pp251-256, 2014

（筒井末春）

SECTION 4 心療内科と漢方

① 東洋医学と心身医学

　西洋医学はデカルトの心身二分論に基づき、身体疾患を扱う医師と、他方、心の病を専門に扱う精神科医がそれぞれ個別的に診療を行っている。これに対して心身医学の立場は体と脳（心）との相関を軸に心身両面から疾患を扱い、今日においては臨床各科の疾患について心身両面から社会、環境、倫理的側面も考慮した「全人的医療」への展開に向けて発展しつつある。

　心身相関を正しく把握するためにはライフイベントや日常生活におけるストレスの存在、抑うつや不安の存在、性格傾向や行動上の問題（ストレスの認知やコーピングスタイル、生活習慣も含む）の存在、生育上の親子関係の存在などの有無について情報を得ることが重要となる。

　東洋医学においては古くから心身一如の考え方に立脚して漢方診療も行われていることから、心身医学と共通した部分がある。東洋医学のなかに位置付けされる中国、日本の伝統文化の特徴を有する漢方医学として発達した漢方薬による治療は、心身医学を軸として診療を行う心療内科において実践されてよいものといえよう。

　その際、漢方薬の選択に関しては証の判定に基づいて行われることはもちろんであるが、ストレス関連疾患を扱うことが多い心療内科では生薬として抗ストレス作用を有する漢方薬が使用されるのが合理的である。

　また薬効の判定として臨床的にエビデンスの検証がなされる必要があり、この点に関しては西洋薬と比較してその臨床研究は遅れているものの今後の進展が望まれてよい。

　さらに治療を行ううえで漢方治療では、日常生活でバランスを保つことにも留意するといった、いわば養生に関する面も重視されている。そのような生活習慣にも配慮した姿勢は、今日において生活習慣の乱れが、

メタボリックシンドローム、糖尿病、高血圧などの引き金となる生活習慣病の発症にも関連する面から、その重要性を再認識してよい。

いつの時代でも健康維持に不可欠な運動、栄養、休息、休養に心掛けることを実践を通じて体得し、いずれかに問題が生じた際には早めに自己コントロールするように心掛けることが必要である。

生活習慣にまつわる問題はストレスの介在のもとに生ずることも多く、ストレスの発散を過食や飲酒に集中してしまう現代人もみられるため、心身医学（心療内科）の領域においても治療上の重要なテーマになるといってよい。

養生という言葉のなかには現代で申せばレジリエンスに該当する内容も含まれていると考えられ、東洋医学が早くから心身一如の考えにのっとり発展してきた歴史は重いものがあるといってよい。レジリエンスからみた漢方での養生を示す（図9）。

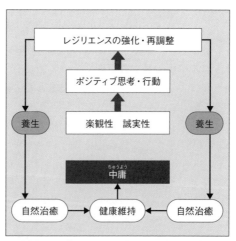

図9　レジリエンスからみた漢方での養生

② ストレス関連疾患と健康管理

病気と健康の間には（いわば未病の段階）個人の健康意識への自覚の強弱や欠落により、いち早く病気と診断されたり、病気が生じても本人の内的要因も加わり放置されることもあり一様ではない。

一般的には心配であれば医療機関を受診して早期に診断を仰ぐことが多いといえよう。一方、今日においても定期健康診断を受けずに病気があっても発見されないまま、後日進行した状態で初めて重大な病気が診断される場合もある。健康管理に個人が注意を払うことはもちろん重要であるが、現実には病気の診断が遅れる場合も少なくない。

ところで今日のように人間関係はもとより、仕事の質や量が要因となってストレス関連疾患が生じ、心療内科領域で治療が行われる機会は多く、そのニーズは大きいといってよい。

ストレス関連疾患を診療する際には生体におけるストレス応答系が深くかかわることにも常に注意しておく必要がある。

ストレス応答系としてよく知られているものにHPA系がある。ストレスにより視床下部の室傍核からCRHが分泌し、続いて下垂体からの副腎皮質刺激ホルモン（ACTH）の分泌が生じてGCが分泌される。GCは生存を高める働きを有し、また同時に視床下部－下垂体にネガティブ・フィードバックをかけて、CRH、ACTHの分泌が抑制され過度の反応を防ぐ。GCはさらに海馬や縫線核にも作用し、前頭葉にも情報が伝達される。

視床下部は脳全体の0.5％にも満たないが、生体の恒常性を維持するための機能を司る司令塔としての役割を有し、第1に本能行動（飲水、睡眠、性）の中枢として、第2にはホルモン分泌の調節を行う機能として、第3には臓器間ネットワークの中枢として知られている。

ストレス関連疾患は身体疾患としての生活習慣病であるメタボリックシンドローム、糖尿病、高血圧症、心血管病変などの一部や不定愁訴をはじめとするFSSや心の病（不安障害、うつ病、適応障害など）でも出現するといってよい。その際、医療機関が専門化しており、適切な診断のもと治療を行うための選択が必要となる場合もある。

日頃から健康に関心を持ち、よい健康習慣を心掛けていることであれば病気の予防に役立つわけであるが、すべての人がよい健康習慣を身につけているわけではない。その場合には努力目標として心身の健全な発達に向け、適切な健康習慣に近づくよう工夫することが望まれる。また普段から健康に関して気軽に相談できる医療機関を持つこともプラスといえよう。いずれにせよ働き盛りの人が、人間ドックをはじめ定期的に健診を受けチェックすることは、健康を維持する1つのバロメーターになるといってよい。

③ 望ましい患者−医師関係と医原性因子

　医療の原点はよい患者−医師関係が必須とされているものの、現実には両者の関係が良好でないばかりか、不信が募り医療が成立しない状況に陥ることもあるといってよい。

　その原因がすべて患者側にあるとするのではなく、医師不信に陥る前に医師が治療者の弱い立場を冷静に受け止め、苦痛と共存している人間の苦しみを受け入れ、相手の立場に立って自覚症状（愁訴）に関してよく傾聴し、その苦しみを分け合う姿勢が相手にくみとれるよう診療を行うことがきわめて重要となる。

　医師の発する言葉や態度や表情に至るまで敏感に反応するケースは一般臨床の場でも注意するとみられることがある。したがってまずは医師の側からよい関係が保てるようスタートすることが大切で、そのためには両者間のコミュニケーションが望ましい方向に向くためのスキルを磨くこともある程度必要となる。

　患者にネガティブ感情が芽生えないようにするには、ポジティブ感情に注目することも必要で「ホッとした」「今日の診療ではリラックスできた」「また続いて受診しよう」「これからは自分自身でよい方向に向かうよう努力しよう」「いやな気持ちが薄らぎ、少し自信がついた」といった実感や決意や希望がみられるようになるのが、レジリエンスのうえからも重要となる。

心療内科領域では医療機関を転々としてわたり歩く症例も存在し、なかには初診時に医療不信（そのなかには医師不信もあり）に陥って、ドロップアウト（脱落）するといったケースに遭遇することもあり、さまざまな経過を辿るのが現実である。

　医療不信を断ち切るには医原性因子として、医師や医師以外の医療従事者（看護師、薬剤師、栄養士、検査技師、放射線技師、臨床心理士、ケースワーカー、クラーク、ヘルパーなど）も患者と接する機会が当然あり、これら医療従事者の言動も患者側にとってネガティブなインパクトを持って伝わると、治療経験の阻害因子となり得る場合があり、注意が必要であるといってよい。

　前述したように患者−医師関係を良好に保つためには臨床経験を積むことが必須であるものの、懐の深い、誠実性のある医師であることが望ましく、その意味でも、心を豊かにするレンズを磨くうえでも、人文系の知識や智恵も備えていることが望まれるといえよう。

　いずれにせよ信頼関係の築き方は相手の発する言語に耳を傾け、語られる内容を受けとめて共感的理解を示すなかで、継続した定期的な治療の枠組みを設定していくことが重要である。健康の回復に向かうべくポジティブ思考を促進するためには、一歩一歩そのプロセスを踏んでいく積み重ねができるようにフォローすることが肝要といえる。医原性の因子で不信感が増すことのないよう、医療従事者が常日頃細心の注意を払うことも、医療の原点を考える際には忘れてはならない鉄則である。

④ ストレス社会からみた漢方

　ストレス関連疾患の治療の場は心療内科が得意とするフィールドであり、その取り扱いを漢方の立場から俯瞰すると気の概念が鍵となる。

　気は生体においてはいわば生命活動を営むためのエネルギーであり、ストレスによって生じる気の失調状態は「気うつ（気滞）」「気虚」「気逆」に3大別されるといってよい。

　「気うつ」とは病態評価（p.24）で記述したように気の逆行が滞った状態

で、自覚症状としては「咽喉頭のつかえる感じ」「息苦しさ」「腹部膨満感」などが出現する。

「気虚」とはストレスに対処するエネルギーが十分でない状態を指し、自覚症状として気力低下、易疲労感、全身倦怠感が出現する。

「気逆」とは気が上昇した状態を指し、自覚症状としてのぼせ、発汗、発作性不安、動悸などが出現する。

気の変調が続くと血水の機能失調をきたす原因になる。

気うつには半夏厚朴湯⑯や香蘇散(70)が選択され、気虚に対しては補中益気湯㊶、六君子湯㊸、帰脾湯(65)、四君子湯(75)、人参養栄湯(108)、加味帰脾湯(137)など、気逆の治療には加味逍遙散㉔、桂枝加竜骨牡蛎湯㉖、苓桂朮甘湯㊴、桂枝加芍薬湯(60)などが選択される（**表5**）。

表5　ストレス社会における気の失調からみた漢方薬の選択

気うつの治療	半夏厚朴湯⑯、香蘇散(70)
気虚の治療	補中益気湯㊶、六君子湯㊸、帰脾湯(65)、四君子湯(75)、人参養栄湯(108)、加味帰脾湯(137)など
気逆の治療	加味逍遙散㉔、桂枝加竜骨牡蛎湯㉖、苓桂朮甘湯㊴、桂枝加芍薬湯(60)など

漢方薬を介して患者に触れる診察を行うことが医療の原点であることはもちろんであるが、そのプロセスの継続のなかで対話を行うことが治療効果の発現や自然治癒にプラスに働くといってよい。

漢方における証の把握は個人に見合った漢方薬の選択が可能となり、漢方薬自体も効果を発揮し得る条件が満たされることによって、治療が円滑に促進されることにつながる。

心療内科では診療手順として、受診者に現病歴を聴取することはもちろんであるが、発症にまつわる心理社会的ストレス要因とのかかわりを評価するなかで、適応面も含めて全人的アプローチを行う医療を展開して診療が行われている。

現実には臨床各科の身体疾患のなかにも、心身両面からのアプローチが必要なケースが少なくないことにも注意すべきで、必要に応じて心療内科医の協力を仰ぐことがなされてもよい。

いくつかの多彩な愁訴を有し、検査でさしたる異常がみられないケースも漢方診療でめずらしくないものと思われるが、これら不定愁訴やFSSの治療にも漢方薬は適している治療戦略の1つの選択肢となることがある。漢方薬で症状が改善すれば、受診者の自信にもつながり、さらにレジリエンス機能を高めたり再調整することによって、健康体を維持するうえで心身の安定性も増し、QOLの向上にもつながっていく。

　漢方では中庸を維持しそれが持続することが健康体の姿といえ、すでに述べているように養生の重要性が指摘されているところである。治療での回復プロセスとして生体の防御機構のなかで重視すべきものに免疫機能があり、免疫機能の低下は身体の抵抗力の弱体化に、免疫機能の向上は身体の抵抗力の上昇につながる。抵抗力を考える場合には体の抵抗力の強化のみならず、心の抵抗力の強化を図る工夫もなされる必要があり、その際レジリエンス機能が発揮されるといってよい。

　漢方を通じてレジリエンスを考える際には、自然治癒という現象にも目を向ける必要があり、自然治癒をもたらすバックグラウンドにレジリエンスの働きが重要となる。

　漢方診療の利点は当初から受診者が漢方薬への期待、希望を有していて、積極的に治療に参加し、自らの力を発揮して症状と向き合うため、健康回復への道が直線的なことである。なかには治療過程で一進一退がみられるが、その際も養生の側面の働きも加味するなかで体調の回復が前進することがあり、レジリエンスがその司令塔としての役割を発揮することができれば健康維持につながるといってよい。

⑤ 漢方薬と抗ストレス作用 [1〜3]

　心療内科の領域においてはストレス関連の病を有するケースを扱う機会が多く、ストレスに目を向けて日常診療を行うことからも、漢方薬の使用にあたって抗ストレス作用を有するエキス製剤を用いるのが合理的である。

　漢方薬のなかにも基礎研究で抗ストレス作用を有するものが存在し、

臨床応用されている。

生体に急性ストレスが加わると交感神経−副腎髄質系とHPAの機能が亢進するが、「人参」はストレスによる2つの系の亢進に対していずれの系にも抑制的に働き、抗ストレス作用を発揮する。

「大棗」や「生姜」はストレスによるHPAの亢進に対して抑制的に働き、両生薬とも抗ストレス作用を有するとされている。

これら3種の生薬を配合する漢方製剤として知られているものに小柴胡湯⑨、柴胡桂枝湯⑩、柴胡加竜骨牡蛎湯⑫、補中益気湯㊶、六君子湯㊸、四君子湯(75)、加味帰脾湯(137)がある。

生薬としては「柴胡」にも抗ストレス作用があり、柴胡剤もよく使用されていて、上述したなかにも柴胡剤が含まれている。

そのほか柴胡剤として柴胡桂枝乾姜湯⑪、加味逍遙散㉔、四逆散㉟、補中益気湯㊶、抑肝散(54)、柴胡清肝湯(80)、竹茹温胆湯(91)、柴朴湯(96)、柴苓湯(114)なども使用される。

また急性ストレスではなく慢性ストレスによって疼痛の下行性抑制系機能が低下すると生体は痛覚過敏を生じて厄介な慢性疼痛を訴えるが、このストレス性痛覚過敏状態の改善に役立つ抗ストレス作用を認める漢方薬として加味逍遙散㉔、芍薬甘草湯(68)、加味帰脾湯(137)が知られている[2)]。また抑肝散(54)はストレスによるアレルギー反応を改善する。

表6に抗ストレス作用の認められる生薬を示す。

表6　抗ストレス作用を有する生薬

柴胡、人参、生姜、大棗、芍薬、甘草、半夏、厚朴、黄柏、乾姜

これら抗ストレス作用を有する生薬を含む漢方薬は心療内科領域で頻用される漢方製剤として位置付けされてよい。

また抑肝剤（肝の気を抑える機能を有する薬剤）として上述した抑肝散(54)や抑肝散加陳皮半夏(83)が、気剤（気を高める機能を有する薬剤）として半夏厚朴湯⑯や香蘇散(70)などが使用される。最近では抑肝散(54)の抗ストレ

ス作用も報告[4]されている。

また桂皮は中枢抑制、鎮静にも働く。桂皮を含む処方には八味地黄丸❼、柴胡桂枝湯❿、柴胡桂枝乾姜湯⓫、柴胡加竜骨牡蛎湯⓬、五苓散⓱、桂枝茯苓丸㉕、桂枝加芍薬湯㉰などが知られている。

いずれも1ヵ月間使用して効果が認められない場合には、ほかの漢方薬に変更してみる。

文　献

1) 岡　孝和：消化器系心身症と漢方治療. 漢方と最新治療 6：135-140, 1997
2) 岡　孝和：心療内科領域における漢方療法の意義. Prog Med 19：869-873, 1999
3) 岡　孝和：漢方製剤の抗ストレス作用. 日本東洋心身医学研究 19：12-19, 2005
4) 清水尚子, 遠山正彌, 宮田信吾：抑肝散の抗ストレス作用. 自律神経 54：21-25, 2017

(筒井末春)

SECTION 5 心療内科で扱うことの多い機能性疾患と漢方薬

① 心療内科で扱うことの多い機能性疾患

　不定愁訴を示す症例は臨床各科で認められ、プライマリ・ケアの領域でも遭遇するが、まずは器質的疾患の有無を明らかにすることが先決である。

　機能性疾患や原因を十分説明できない不定愁訴症例においては、医療の原点となる患者-医師関係の確立が治療上きわめて重要となる。これらの症例においてはプラセボ効果が高いことも知られていて、「良好な患者-医師関係を保つこと」が薬物療法や心理療法をはじめとする心身医学的治療を行う際にも基本的に重視され実践されなければならない。

a. 不定愁訴[1]、MUS[2]、FSS[3]

　不定愁訴はわが国において内科領域や産婦人科領域で用いられた名称として知られ、今日に及んでいるが、諸外国に目を向けると、medically unexplained symptoms (MUS) がこれに該当するものと思われる。

　その特徴はQOLが低下し身体症状へのこだわりが強く、検査で異常がないとする医師の説明を受け入れずに、執拗に医師に検査や治療を要求し、心理的要因の関与を認めようとせず健康に対する不安を示しやすい。

　また納得のいく医師や医療機関を求めて転々とすることもめずらしくない。

　これらの症例は臨床各科にみられ、近年に至り不定愁訴を主徴とするさまざまな症候群をまとめ、機能性身体症状を示す一群を総括してFSSと命名した概念が活発に論議されている。

　FSSは訴えられた症状、苦悩や障害の程度が、確認できる組織障害の程度に比して大である特徴を有する症候群である。QOLも低下し身体感覚の増幅がみられ、臨床の場面で検査や治療を希求し、異常がないとい

う医師の説明に納得せず医療機関を転々として医療費の無駄遣いを招いたりすることが少なくないものである（**表7**）。

表7　FSS患者の特徴

1. 身体機能が損なわれ、QOLが低下している
2. 身体感覚に非常に敏感である（身体感覚の増幅）が、自分の感情や身体感覚への洞察は乏しい
3. 「異常ない」という医師の説明に納得しない
4. 心理的要因の関与を認めようとしない
5. 執拗に検査や治療を求める

（岡田宏基：機能性身体症候群FSSと機能性障害に対する一般医向けの対応プログラムについて．医学と薬学 71：1563-1571, 2014）

　太田（2015年）[4)]は不定愁訴のプライマリ・ケア領域での初期対応として患者−医師関係を良好に保つには、とりあえず症状の存在を受け止め、身体的検査で異常が認められなくても1ヵ月後受診するよう勧め、症状をかかえながら健康の回復に努めることが重要となることを指摘している。

　検査で異常が認められないか、それに準ずる症例は臨床各科で遭遇するわけであるが、その取り扱いは上述したプロセスを踏むことが大切で、医療の現場における患者−医師関係の重要性を初期対応の時期から再認識してほしいものである。

　機能性疾患ではプラセボ効果がみられやすいことも知られている。漢方薬自体による薬物効果とともに非特異的要因として、患者側および医師の言動による要因も加わることでレジリエンス機能が高まり、症状の改善やQOLの向上が認められることも少なくないといえる。

　FSSにはさまざまな病態、症候群が含まれている（**表8**）。

　そのなかには未だその症状の原因を十分説明できないものから、病態がある程度解明され一定の疾患概念が確立されているものとが混在している。

　なおFSS以外にも類似の名称としてbodily distress syndrome（BDS）[5)]（**表9**）も知られている。これら不定愁訴、MUS、FSS、BDSは身体的愁

表8 機能性身体症候群（FSS）に分類される主な疾患

呼吸器系	過換気症候群または過呼吸症候群（Hyperventilation）
心臓系	非心原性胸痛 （Atypical or non-cardiac chest pain, nonspecific chest pain）
消化器系	機能性ディスペプシアまたはNUD（Non-ulcer dyspepsia） 過敏性腸症候群（Irritable bowel syndrome）
感染・炎症系	慢性疲労症候群（Chronic fatigue syndrome）
リウマチ系	線維筋痛症（Fibromyalgia）
アレルギー系	化学物質過敏症（Multiple chemical sensitivity） シックハウス症候群（Sick building syndrome）
神経内科系	緊張型頭痛（Tension-type headache）
耳鼻咽喉科系	咽喉頭異常感またはヒステリー球（Globus syndrome） めまい（Dizziness）
歯科口腔外科系	顎関節症（Temporomandibular joint dysfunction） 非定型顔面痛（Atypical facial pain）
整形外科系	反復運動過多損傷または頸肩腕症候群（Repetitive strain injury） 慢性腰痛（Chronic low back pain） むちうち症（Chronic whiplash syndrome）
産婦人科系	月経前症候群（Premenstrual syndrome） 慢性骨盤痛（Chronic pelvic pain）（男性例もあり）
そのほか	豊胸手術後遺症（Silicone breast implant effects） 湾岸戦争症候群（Gulf War syndrome）、など

訴を中心に捉えた見方からの概念である。

これに対して精神科領域では、DSM-5[6]の分類によると不定愁訴、MUS、FSSおよびBDSに類似するものとして該当するものは身体症状症（somatic symptom disorder：SSD）が挙げられる。これはDSM-Ⅳ[7]においては身体表現性障害（somatoform disorder）と呼ばれていたものである。

SSDの診断については、陽性の症状および徴候に基づく診断が強調されるとともに、苦痛となっている症状に対する認知、感情、行動の特徴が重視されている。

SECTION 5 心療内科で扱うことの多い機能性疾患と漢方薬

表9 身体的苦悩症候群（BDS）の症状と診断基準

症状	はい	いいえ
3つ以上の心肺／自律神経亢進症状		
3つ以上の胃腸の亢進症状		
3つ以上の筋骨格系の緊張症状		
3つ以上の全身的症状		
4つ以上の上記の各群の症状		
合計		
診断基準 はいが1〜3：軽症のあるいは単一臓器の身体的苦悩症候群 はいが4〜5：重度あるいは多臓器にわたる身体的苦悩症候群		

(Fink P, et al.: Psychosom Med 69: 30-39, 2007[5]より引用)

② 機能性身体症候群（FSS）に含まれる重要な疾患

a. 機能性ディスペプシア（FD）[8,9]

機能性消化管障害（functional gastrointestinal disorders：FGID）の国際的な作業部会であるRome委員会によるRome IVは、2016年5月に開かれた米国消化器病週間で正式に刊行された。Rome IVではFGIDの病型を以下のごとく分類している。

　A　食道障害
　B　胃・十二指腸障害
　C　腸障害
　D　消化管由来腰痛の中枢介在性障害
　E　胆嚢・乳頭括約筋障害
　F　直腸・肛門障害
　G　新生児および乳幼児の消化管障害
　H　小児・青年期の消化管障害

FDはこれらのうちの胃・十二指腸障害の1つとして知られている。

Rome IVのFDの定義（図10）をみると分かるように、4種類の上腹部の

愁訴のすべてに「つらいと感じる（bothersome）」字句が付加されていて、症状があっても気にならなければFDの条件は満たさないことになる。

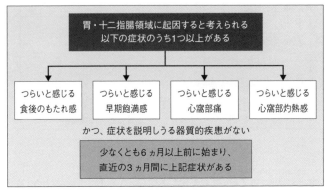

図10　Rome IVにおける機能性ディスペプシア（FD）の定義

(Stanghellini V, Chan FK, Hasler WL, et al. : Gastroduodenal Disorders. Gastroenterology 150 : 1380-1392, 2016)

　FDは代表的な消化器系のストレス関連疾患（心身症）の1つであり、本邦では機能性消化管疾患診療ガイドライン2014-機能性ディスペプシア（FD）[8,9]で、「症状の原因となる器質的、全身性、代謝性疾患がないのにもかかわらず、慢性的に心窩部痛や胃もたれなどの心窩部を中心とする腹部症状を呈する疾患」と定義されている。

　その病態として胃収縮性の低下、胃排出能の低下およびグレリン分泌低下がみられる。

　FD診療のガイドラインの「診断と治療のフローチャート」（**図11**）をみると、治療のはじめに「説明と保証」「食事と生活指導」の必要が記され、そのうち説明と保証に関して患者にFDが上腹部消化管の機能的変調によって起こっている病態であり、生命、予後に影響する病態の可能性が低いことを説明する。主治医が患者の愁訴を医学的対応が必要な病態として受け止めたこと、愁訴に対して治療方針が立てられることを説明することで、患者との適切な治療的関係を構築する。内視鏡検査前の状態

SECTION 5　心療内科で扱うことの多い機能性疾患と漢方薬

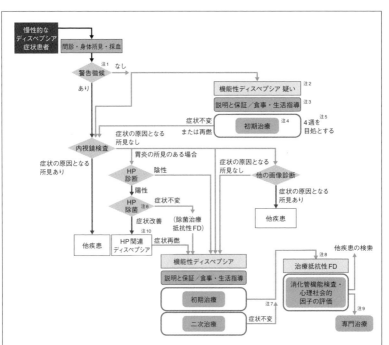

注1：警告徴候とは以下の症状をいう。
　○原因が特定できない体重減少／○再発性の嘔吐／○出血徴候／○嚥下困難／○高齢者
　またNSAIDs，低用量アスピリンの使用者は機能性ディスペプシア患者には含めない。
注2：内視鏡検査を行わない場合には機能性ディスペプシアの診断がつけられないため，「機能性ディスペプシア疑い」患者として治療を開始してもよいが，4週を目途に治療し効果のないときには内視鏡検査を行う。
注3：説明と保証
　患者に機能性ディスペプシアが，上部消化管の機能的変調によって起こっている病態であり，生命予後に影響する病態の可能性が低いことを説明する。主治医が患者の愁訴を医学的対応が必要な病態として受け止めたこと，愁訴に対して治療方針が立てられることを説明することで，患者との適切な治療的関係を構築する。内視鏡検査前の状態にあっては，器質的疾患の確実な除外には内視鏡検査が必要であることを説明する。

注4：二次治療の薬剤も状況に応じて使用してもよい。ここでは推奨の強さ1（使用することを推奨する）のものを初期治療に，それ以外を二次治療とし，使用してもよい薬剤とした。
注5：これまでの機能性ディスペプシアの治療効果を調べた研究では効果判定を4週としている研究が多く，また治療効果が不十分で治療法を再考する時期として多くの専門家が4週間程度を目安としていることから4週を目途とした。
注6：H.pylori除菌効果の判定時期については十分なコンセンサスは得られていない。
注7：H.pylori未検のとき
　　H.pylori診断へ戻る
注8：H.pylori除菌治療，初期・二次治療で効果がなかった患者になる。
注9：心療内科的治療（自律訓練法，認知行動療法，催眠療法など）などが含まれる。
注10：H.pylori除菌治療を施行したあと，6〜12ヵ月経過しても症状が消失または改善している場合はHP関連ディスペプシア（H.pylori associated dyspepsia）という。

図11　FDの診断と治療のフローチャート［全体像簡略版］

（日本消化器病学会 編：機能性消化管疾患診療ガイドライン2014―機能性ディスペプシア（FD），南江堂，p xviii，2014より許諾を得て転載）

にあっては、器質的疾患の確実な除外には内視鏡検査が必要であることを説明すると記述されている。

診療に重要なclinical questionとして、「FDの診療に心理社会的因子の評価は必要か？」に対するステートメントとして、「必要であり、行うことを推奨する」とし、推奨度は1（強い推奨）としている。

また良好な患者−医師関係を構築することはFDの治療において有効であり、行うことを推奨している。

いずれにせよFDではプラセボ効果も大きいことから初期治療プロセスにおける適切な「説明と保証」は欠かすことのできないものといえ、それに加えて「良好な患者−医師関係の構築」は治療の第一歩としてきわめて重要といってよい。

心身医学的に捉えると受診の理由が一様でないため、個々のケースごとに病態の把握に努め、中心となる治療を適切に選択することが重要となる。しかしながら多くの場合、身体の病気としての病苦を受け止め、情緒的にサポートするなかで薬物療法や心理療法が駆使される。

b. 過敏性腸症候群 [10〜12] (IBS)

IBSもFDとならんで消化管系の代表的ストレス疾患（心身症）の1つとしてよく知られている。近年は①腸の知覚過敏、②胃腸の運動異常、③うつ病、不安障害などの精神疾患の共存がみられることから、脳腸相関の立場からの研究が進みつつある。

IBSはRome IVの改定（2016年）で、腹痛が最近3ヵ月のうちの1週間につき、少なくとも1日以上は生じ、その腹痛が①排便に関連する、②排便頻度の変化に関連する、③便形状（外観）の変化に関連する3つの便痛異常のうち、2つ以上の症状を伴うものと定義されている。

IBS診療ガイドライン（2014年）[10]によると、治療は食事指導、生活習慣改善と消化管への薬物療法を主体とする第1段階（**図12**）に次いで、心理社会的ストレスへの配慮と第1段階では用いていない薬物療法を主体とする第2段階（**図13**）が示され、さらに心理療法を主体とする第3段階（**図14**）からなる。

SECTION 5 心療内科で扱うことの多い機能性疾患と漢方薬

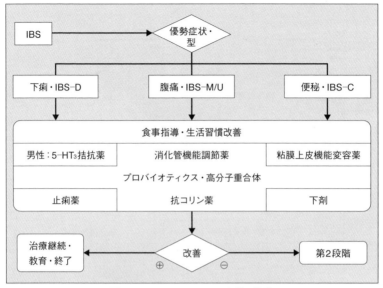

図12 IBSフローチャート第1段階

分類のIBS-C（便秘型）、M/U（混合型／分類不能型）、D（下痢型）の4型をもとに、あるいは、下痢、腹痛、便秘の優勢症状に基づいて、まず、消化管主体の治療を行う。薬物の用量を勘案しながら4〜8週間続け、改善すれば治療継続あるいは治療終了する。改善がなければ第2段階に移る。

（日本消化器病学会 編：機能性消化管疾患診療ガイドライン2014—過敏性腸症候群（IBS）．南江堂，p xx, 2014より許諾を得て転載）

　治療上、強い実施を推奨するグレード1のなかでは、患者評価（patient reported outcome）により、治療効果を判定するとしていて、医療の基本として知られている「患者–医師関係をよくする」ことがFDと同様に挙げられている。

　第1段階での治療プロセスでは初期治療としてIBSの病態生理を患者が理解できる言葉で十分説明し、IBSという疾患概念を患者–医師間で共有することにより、良好な患者–医師関係の構築が重要であるとし、また食事と生活習慣改善を指導することも挙げられている。

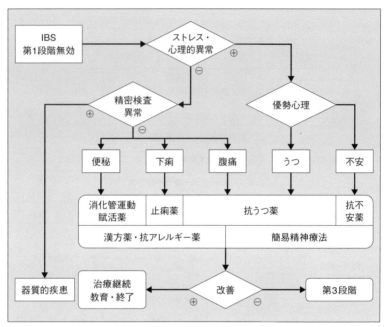

図13 IBSフローチャート第2段階

第2段階は、IBSの治療中の中期段階である。ここでは、消化管主体の治療が無効であったことを踏まえ、中枢機能の調整を含む治療を行う。第1段階の薬物治療との併用も可能である。治療を4〜8週間続け、改善すれば治療継続あるいは治療を終了する。改善がなければ第3段階に移る。

(日本消化器病学会 編:機能性消化管疾患診療ガイドライン2014—過敏性腸症候群(IBS). 南江堂, p xxi, 2014より許諾を得て転載)

　IBS患者ではプラセボ効果も高いことが知られ、良好な患者-医師関係が治療効果や診療満足度を高めるといってよい。

c. 緊張型頭痛 (tension-type headache) [13〜15]

頭痛の分類は今日においては国際頭痛分類第3版beta版[13] が用いられている (**表10**)。

SECTION 5 心療内科で扱うことの多い機能性疾患と漢方薬

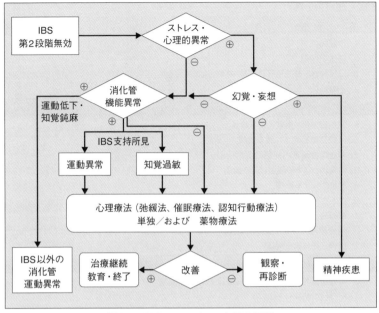

図14 IBSフローチャート第3段階

第3段階は、IBSの治療の最終段階である。ここまで、薬物療法が無効であったことを踏まえ、心理療法を行う。これで改善すれば治療継続あるいは治療を終了とし、改善がなければ経過観察あるいは診断を再考する。

(日本消化器病学会 編：機能性消化管疾患診療ガイドライン2014—過敏性腸症候群 (IBS). 南江堂, p xxii, 2014より許諾を得て転載)

　これらのうち一次性頭痛のなかに緊張型頭痛は位置付けされているが、本症は片頭痛とならんで慢性頭痛として日常の一般診療でポピュラーに遭遇する疾患である。

　また本症は片頭痛とならんで神経系のストレス関連疾患（心身症）の1つとしてもよく知られている。したがって心療内科でもよく遭遇することのある疾患である。

表10 頭痛の分類

第1部　一次性頭痛
1. 片頭痛
2. 緊張型頭痛
3. 三叉神経・自律神経性頭痛（TACs）
4. その他の一次性頭痛疾患
第2部　二次性頭痛
5. 頭頸部外傷・傷害による頭痛
6. 頭頸部血管障害による頭痛
7. 非血管性頭蓋内疾患による頭痛
8. 物質またはその離脱による頭痛
9. 感染症による頭痛
10. ホメオスターシス障害による頭痛
11. 頭蓋骨，頸，眼，耳，鼻，副鼻腔，歯，口あるいはその他の顔面・頸部の構成組織の障害による頭痛あるいは顔面痛
12. 精神疾患による頭痛
第3部　有痛性脳神経ニューロパチー，他の顔面痛およびその他の頭痛
13. 有痛性脳神経ニューロパチーおよび他の顔面痛
14. その他の頭痛性疾患

（日本頭痛学会・国際頭痛分類委員会 訳：国際頭痛分類第3版beta版．医学書院，東京，pp34-41, 2014 [13]より改変）

日本神経学会、日本頭痛学会監修による慢性頭痛の診療ガイドライン（2013年）[14]をみると、緊張型頭痛は片頭痛、群発頭痛、薬物乱用性頭痛、小児の頭痛などとならんで独立して記述されていることがわかる（**表11**）。

緊張型頭痛は稀発反復性緊張型頭痛、頻発反復性緊張型頭痛、慢性緊張型頭痛および緊張型頭痛の疑いの4つに分類されている。

このうち反復性緊張型頭痛の頭痛頻度は年数回から月1〜14日程度であり、精神的に緊張したり、筋緊張が高まったりすると痛みが増悪することがある。慢性緊張型頭痛では頭痛歴が10〜20年の中年女性に多く、頭痛頻度は月に15日以上で慢性疼痛障害やうつ病、不安障害などとの共存症（comorbidity）がみられることがある。

緊張型頭痛では後頭部を中心に頭全体の疼痛を自覚することが多い。

表11 慢性頭痛の診療ガイドライン（2013年）の主な項目[14]

1. 頭痛一般
2. 片頭痛（①診断・疫学・病態・誘発因子・疾患予後、②急性期治療、③予防療法）
3. 緊張型頭痛
4. 群発頭痛およびその他の三叉神経・自律神経性頭痛
5. その他の一次性頭痛
6. 薬物乱用性頭痛
7. 小児の頭痛
8. 遺伝子
   （付録）省略

頭痛は午後〜夕方にかけて増強しやすい。痛みの程度は軽度ないし中程度であり、日常生活はやや制約されるといってよく、慢性化しやすい。

表12に反復性緊張型頭痛（稀発性および頻発性）と慢性緊張型頭痛の診断基準を示す。

慢性緊張型頭痛は反復性緊張型頭痛に比して罹病期間が長く、頭痛の持続時間も長い、また随伴症状も多いことがわかる。

緊張型頭痛では心理社会的要因としてストレスとの関連性が指摘されており、また精神疾患との関連では不安障害、うつ病や身体表現性障害が伴いやすいとされている。したがって不安や抑うつ症状も身体症状とならんで自覚されることもめずらしくない。

d. 慢性疲労症候群（chronic fatigue syndrome：CFS）[16]

CFSとは健康に生活していた人が感染症などに罹患したことなどを契機として、激しい全身倦怠感におそわれ、それ以後激しい疲労感とともに微熱、頭痛、筋肉痛、脱力感や思考力の障害、抑うつなどの精神神経症状が長期間にわたって続き、そのために健全な社会生活を送ることができなくなるという疾患である。

CFSは種々の環境要因と遺伝的要因により引き起こされた神経、内分泌、免疫などの変調に基づく病態として研究が進められている。

表12 緊張型頭痛における診断基準

稀発反復性緊張型頭痛（Infrequent episodic tension-type headache）

A. 平均して1ヵ月に1日未満（年間12日未満）の頻度で発現する頭痛が10回以上あり、かつB〜Dを満たす
B. 頭痛は30分〜7日間持続する
C. 頭痛は以下の項目を少なくとも2項目を満たす
　1. 両側性
　2. 性状は圧迫感または締めつけ感（非拍動性）
　3. 強さは軽度〜中等度
　4. 歩行や階段昇降のような日常的な動作により増悪しない
D. 以下の両方を満たす
　1. 悪心や嘔吐はない（食欲不振を伴うことはある）
　2. 光過敏や音過敏はあってもどちらか一方のみ
E. その他の疾患によらない

頻発反復性緊張型頭痛（Frequent episodic tension-type headache）

A. 3ヵ月以上にわたり、平均して1ヵ月に1日以上15日未満（年間12日以上180日未満）の頻度で発現する頭痛が10回以上あり、かつB〜Dを満たす
B. 頭痛は30分〜7日間持続する
C. 頭痛は以下の項目を少なくとも2項目を満たす
　1. 両側性
　2. 性状は圧迫感または締めつけ感（非拍動性）
　3. 強さは軽度〜中等度
　4. 歩行や階段昇降のような日常的な動作により増悪しない
D. 以下の両方を満たす
　1. 悪心や嘔吐はない（食欲不振を伴うことはある）
　2. 光過敏や音過敏はあってもどちらか一方のみ
E. その他の疾患によらない

慢性緊張型頭痛（Chronic tension-type headache）

A. 3ヵ月以上にわたり、平均して1ヵ月に15日以上（年間180日以上）の頻度で発現する頭痛でかつB〜Dを満たす
B. 頭痛は数時間持続するか、あるいは絶え間なく続くこともある
C. 頭痛は以下の項目を少なくとも2項目を満たす
　1. 両側性
　2. 性状は圧迫感または締めつけ感（非拍動性）
　3. 強さは軽度〜中等度
　4. 歩行や階段の昇降のような日常的な動作により増悪しない
D. 以下の両方を満たす
　1. 光過敏、音過敏、軽度の悪心はあってもいずれか1つのみ
　2. 中程度〜重度の悪心や嘔吐はどちらもない
E. その他の疾患によらない

（日本頭痛学会新国際頭痛分類普及委員会 編：国際頭痛分類 第2版ポケット版. 日本頭痛学会誌 31（Suppl），2015）

e. 線維筋痛症（fibromyalgia：FM）[17]

　FMは長期間にわたる全身の広範囲に及ぶ筋骨格系の疼痛を主症状とする疾患で、疼痛以外のさまざまな身体症状ばかりでなく、しばしば精神症状も伴うものである。

　痛みは耐え難いもので痛覚過敏やアロディニア（異痛症）であることが特徴で、「灼熱様の」「うずくような」「脈打つような」痛みなど多彩に表現される。五感が著しく過敏となりわずかな音や光、軽い接触にも痛みを感じ、天候や心身のストレスで変化する。

　疼痛部位は変化するが、途切れることなくQOLは低下する。

　米国リウマチ学会のFMの診断予備基準をみると（**表13**）、症状の重症度（symptom severity：SS）を示すSSスコアが高ければFMと診断されることもあり、この基準からみても病態の混在性や多様性が浮き彫りにされる。

　FMについては原因が不明であり、スペクトラム障害とする考え方も提唱されている。

　治療の目標は疼痛の消失ではなく軽減であり、疼痛と共存しながら日常生活ができるよう受容的、支持的アプローチを行う。

　もちろん疼痛の軽減を目標とした薬物療法は必須となるといってよい。

f. 咽喉頭異常感症

　本症は耳鼻咽喉科はもちろんのこと、心療内科を受診することも多く、漢方診療の場でもよくみられるものである。

　検査や所見で異常が認められないのに、愁訴に固執するケースが多く、身体疾患を扱う医師からすると手こずることも少なくない。

　一般的に「咽頭の異和感」や「喉の奥のつかえ感」が主訴であることが多く、不安や抑うつといった精神症状を伴うこともあり注意が必要である。担当医から器質的疾患が認められないため、病気であることを否定されたり、「気のせい」とされてしまうこともある。患者は自覚症状が取れずに持続すると、健康不安が募り心気的となりやすい。

　咽喉頭異常感症は古典的には「ヒステリー球」と呼ばれるもので、難治性の場合は転換性障害として精神科での専門的治療が必要な場合もある。

表13 米国リウマチ学会線維筋痛症診断予備基準

次の3つの条件が当てはまれば、線維筋痛症の診断基準を満たす
1) 広範囲疼痛の指標（widespread pain index：WPI[a]）が7ヵ所以上当てはまり、症状の重症度（symptom severity：SS）スコア[b]が5以上となった場合、あるいは、WPIが3〜6ヵ所でSSスコアが9以上となった場合
2) これらの症状が少なくとも3ヵ月以上続いていること
3) 疼痛を説明するほかの疾患がないこと

[a] 広範囲疼痛の指標（widespread pain index：WPI）：患者が過去1週間以上にわたり、全身19ヵ所のうち痛みが続いている部位を記入し、それが何ヵ所あるかを記入する。スコアは、0〜19の値となる。
[b] 症状の重症度（symptom severity：SS）スコア：疲労感、起床時のスッキリしない感じ、認知症状の3つについて、過去1週間の重症度レベルを次の尺度で評価する。
　0＝問題なし、1＝やや問題あり、ゆるやかで一時的な程度、2＝かなり問題あり、しばしば現れ、中くらいの程度、3＝ひどい、広範囲で持続的で、生活上の問題が生じている。
次に、一般的な身体症状の程度を次の尺度で評価。
　0＝症状なし、1＝2〜3の症状あり、2＝中等度の症状あり、3＝多数の症状あり
　SSスコアは、上記3症状（疲労感、起床時にスッキリしない感じ、認知症状）の重症度のスコアと、一般的な身体症状の程度（重症度）を合計する。結果的には0〜12のスコアとなる。

（村上正人, 金　外叔, 松野俊夫, 他：線維筋痛症と精神疾患の comorbidity について. 心身医学54：1011, 2016）

g. 顎関節症（temporomandibular disorder）

　本症は口腔外科、歯科領域で遭遇することが多い疾患である。日本顎関節学会（2013年）では、「顎関節症（temporomandibular disorder）とは、顎関節や咀嚼筋などの疼痛、関節（雑）音、開口障害ないし顎運動異常を主要症候とする障害の包括的診断名である。その病態は、咀嚼筋痛障害、顎関節痛障害、顎関節円板障害および変形性関節症である」と定義している。

　愁訴が頑固であるのに対して病的所見が乏しいことから、その取り扱いは身体レベルだけでは困難となりやすい。

SECTION 5　心療内科で扱うことの多い機能性疾患と漢方薬

③ そのほか心身医学的に頻度の高い
　　重要な機能性疾患

a. 片頭痛（migraine）[13〜15]

　片頭痛は緊張型頭痛と同様に神経系のストレス関連疾患（心身症）の代表として知られている機能性疾患で、内科はもちろんのこと、神経内科や心療内科にも受診例が多くみられる。

　国際頭痛分類第3版beta版（2014年）の頭痛分類[13]としては一次性頭痛のなかに分類されている（**表10** [p.62]）。本症は緊張型頭痛とならんで慢性頭痛の代表としても知られている。

　心理的ストレスはホルモンとともに頻度の高い誘発因子であり、さらにストレスは片頭痛の増悪因子としても関与する。

　片頭痛は女性に多く発症し、そのことからも月経との関連が指摘され、女性では閉経後に改善する傾向がみられる。

　片頭痛のうち前兆（閃輝暗点）を認めるものは約3分の1で、残りの3分の2は前兆のない頭痛発作で始まる。痛みはすべて片側性であるとは限らず、両側性の場合もあり、痛みの程度は強く中等度以上（学校や仕事を休みたくなる）で、軽度の労作で頭痛が増悪する。

　片頭痛では拍動性の痛みが特徴で、随伴症状として悪心、嘔吐や音過敏や光過敏（騒音やまぶしいもので頭痛が誘発され、刺激を避けたくなる）といった症状が出現する。

　片頭痛の診断基準（国際頭痛分類第3版beta版[2014年]）[13]は、前兆のない片頭痛と典型的前兆を伴う片頭痛に関して記述されている（**表14**）。

　本邦における片頭痛の有病率は7〜8%である。近年は痛みに対する破局的思考が頭痛に影響する認知様式として重視されるようになっている。

　また片頭痛に精神疾患が伴いやすいことがわかり、片頭痛患者では片頭痛を持たない人よりも、大うつ病を3〜4倍随伴しやすいとされ、パニック障害は3.3〜6倍で、頭痛とうつ病は互いの危険因子となり、うつ病の人は片頭痛になりやすく、双方向性の関連を有する。さらに薬物乱

用頭痛もうつ病、不安障害、物質依存を伴いやすいことが指摘されている。

そのほか国際頭痛分類第3版beta版（2014年）[13]の付録として、頭痛の原因となる精神疾患にうつ病、分離不安障害、全般性不安障害、PTSD、急性ストレス障害、パニック障害、限局性恐怖症、社交不安障害が挙げられ、きわめて広範囲に及んでいることがわかる。

表14 片頭痛の診断基準

1.1 前兆のない片頭痛

A. B～Dを満たす発作が5回以上ある
B. 頭痛の持続時間は4～72時間（未治療もしくは治療が無効の場合）
C. 頭痛は以下の4つの特徴の少なくとも2項目を満たす
　1. 片側性
　2. 拍動性
　3. 中等度～重度の頭痛
　4. 日常的な動作（歩行や階段昇降など）により頭痛が増悪する、
　　あるいは頭痛のために日常的な動作を避ける
D. 頭痛発作中に少なくとも以下の1項目を満たす
　1. 悪心または嘔吐（あるいはその両方）
　2. 光過敏および音過敏
E. ほかに最適なICHD-3の診断がない

1.2.1 典型的前兆を伴う片頭痛

A. BおよびCを満たす発作が2回以上ある
B. 前兆は完全可逆性の視覚症状、感覚症状、言語症状からなる
　運動麻痺（脱力）、脳幹症状、網膜症状は含まれない
C. 以下の4つの特徴の少なくとも2項目を満たす
　1. 少なくとも1つの前兆症状は5分以上かけて徐々に進展するか、
　　または2つ以上の前兆症状が引き続き生じる（あるいはその両方）
　2. それぞれの前兆症状は5～60分持続する（注1）
　3. 少なくとも1つの前兆症状は片側性である（注2）
　4. 前兆に伴って、あるいは前兆発現後60分以内に頭痛が発現する
D. ほかに最適な ICHD-3の診断がない、また、一過性脳虚血発作が除外されている

注1：例えば、1回の前兆の間に3つの症状が発現する場合には、前兆の許容最長持続時間は 3×60分間である。
注2：失語は常に片側症状とみなされるが、構音障害は片側性の場合もそうでない場合もありうる。

（日本頭痛学会・国際頭痛分類委員会 訳：国際頭痛分類第3版beta版. 医学書院, 東京, p3, 2014[13]）

b. 更年期障害

　婦人のストレス関連疾患として更年期障害、月経困難症、無月経、機能性出血などがよく知られている。これらのうち心療内科では更年期障害を取り扱うことが多いので、本障害について述べてみる。

　日本産婦人科学会[18]では閉経前後5年間を更年期とし、この期間に現れるさまざまな症状のなかで、器質的変化に起因しない症状を更年期症状と呼び、更年期症状により日常生活に支障をきたす病態を更年期障害とする。

　その発症には加齢に伴う内分泌変動を基盤に心理・社会的因子も関与することから、婦人のストレス関連疾患の代表の1つとしても位置付けされている。

　血清ホルモン濃度からするとエストラジオール（E_2）＜20pg/mL、卵胞刺激ホルモン（FSH）＞40mIU/mLであれば、閉経後の状態と判定される。

　産婦人科領域では更年期障害に対してホルモン補充療法（HRT）が行われ、特に血管運動神経症状（のぼせ、ほてり）にはよく効果を発揮する。

　HRTを施行する際は不正出血への対応や子宮内膜・乳腺の定期的評価が必要で専門医との連携が不可欠となる。なかにはHRTを選択できない症例も存在する。

　ここで注意を要することは更年期にはうつ病が増加することが知られ、さらに血管運動神経症状（ホットフラッシュ）を示す女性においてはうつ病の発症リスクが有意に高いとされ、更年期障害とされている一群の患者のなかにうつ病が見逃されていることがあり、その際は適切な対応がなされる必要がある。

　したがって更年期障害を診療するうえではまず器質的疾患のみならず、精神疾患を除外することも重要である。現実に産婦人科から紹介される中年期婦人例においては更年期うつ病と診断され、うつ病の治療によって寛解するケースを多数経験している。

c. 起立性調節障害（orthostatic dysregulation：OD）[19, 20]

　ODは小児科領域において受診者が少なくない．思春期，特に小学校高学年〜中学生によくみられる．本症は心血管系の自律神経の機能障害で，学校保健上も重要な疾患として知られている．

　本症では起立試験で血圧や心電図の波型に変化がみられる場合があるが，診断基準をみるとこれらは小症状の1つであり，重要となるものは大症状としての5つの症状（①立ちくらみ・めまい，②立っていると気持ちが悪くなり，ひどいと倒れる，③入浴時あるいはいやなことを見聞きすると気持ちが悪くなる，④動悸，息切れ，⑤朝起きが悪く午前中調子が悪い）のうち，大症状3つ以上，大症状2つ小症状1つ以上，大症状1つ小症状3つ以上を認め，かつ，ほかの器質的疾患を除外すればODと診断される．そのほか小症状として「顔面蒼白」「食欲不振」「臍疝痛」「倦怠あるいは易疲労感」「頭痛」が含まれている．

　その後小児起立性調節障害診断・治療ガイドライン（2009年）[20]が発表され，不登校の合併への注意ならびに起立試験での血圧回復時間を考慮して，ODを4つのサブタイプ（①起立直後性低血圧，②遷延性起立性低血圧，③体位性頻脈症候群，④神経調節性失神）に分類している．

　また心身症としてのODに対する診断チェックリスト（**表15**）も提示されている．

　このようにガイドラインではODのサブタイプ，身体的重症度，心理社会的関与に応じて治療的対応を行うよう勧めている．

表15 「心身症としてのOD」チェックリスト

1. 学校を休むと症状が軽減する
2. 身体症状が再発・再燃を繰り返す
3. 気にかかっていることをいわれたりすると症状が増悪する
4. 1日のうちでも身体症状の程度が変化する
5. 身体的訴えが2つ以上にわたる
6. 日によって身体症状が次から次へと変化する

以上のうち4項目がときどき（週1〜2回以上）認められる場合，心理社会的関与ありと判定し「心身症としてのOD」と診断する．

④ 科学的根拠に基づく医療（EBM）から みて有用な漢方薬[21]と機能性疾患

　近年、科学的根拠に基づく医療（evidence based medicine：EBM）の進歩により、薬物治療に関してもエビデンスに基づく治療が実践されつつある。漢方薬はそれぞれ生薬の組み合わせによって構成されていて、厳密な意味での薬効比較を行ううえで、プラセボを作製することがきわめて困難といえ、したがって厳密な二重盲検ランダム化比較試験はなされていない。

　しかしながら各学会で作成されているガイドラインによると、一部の漢方薬において、EBMに近づくステップとして有用な漢方薬が散見されている。

　今後の検討課題は多いといえるが、主に機能性疾患を主体にEBMの見地からみて有用と思われるわずかな漢方薬について述べてみることにする。

a. 機能性ディスペプシア（FD）

　消化器領域でよくみられる本症は、「機能性消化管疾患診療ガイドライン2014－機能性ディスペプシア（FD）[8,9]」の漢方治療薬として「六君子湯❸」が推奨されている。

　「六君子湯❸」はfunctional dyspepsia（FD）と命名される以前に同義語として用いられていた運動不全型の上腹部愁訴（dysmotility-like dyspepsia）に対する二重盲検ランダム化比較試験[22]（厳密な意味でのプラセボではなく低用量、すなわち40分の1低用量の六君子湯❸を対照群としたもの）において、六君子湯❸投与群がプラセボ投与群に比し、総合改善度が有意であり、さらにさまざまな解析から食欲不振の重症度の高い高齢者の非潰瘍性ディスペプシア（non ulcer dyspepsia：NUD）患者で有用であることが示されている。

　漢方薬の効果の検証も進み、「六君子湯❸」においては胃貯留能改善作用、胃粘膜保護作用、胃排出能促進作用を有することが知られ、米国消

化器学会（American gastroenterological association：AGA）でも上腹部消化器症状に対する六君子湯㊸の有用性が示されている。
　また「六君子湯㊸」にはグレリンというペプチドの分泌亢進、代謝抑制、受容体への結合活性増強、受容体増加などの働きを増強する作用も有するとされていて、さらなる研究の発展も期待されよう。

b. 過敏性腸症候群（IBS）[11, 12]

　「IBS診療ガイドライン」[10]では漢方薬のエビデンスレベルはC（考慮される）とされ、推奨度がグレード2となっていて、これは弱い実施を提案するものである。
　本邦ではIBSに対して「桂枝加芍薬湯㉖」と20分の1低用量の対照群での二重盲検ランダム化比較試験[23]において、両群間で最終全般改善度に有意差はないものの、下痢型IBSに有意な腹痛改善効果を認めている。
　症例の集積研究では「平胃散㉙」「大建中湯⑩」「柴苓湯⑭」「啓脾湯㉘」などで効果を認めている。
　IBSでは消化管の運動機能異常だけでなく、侵害受容閾値の低下として疼痛の下行性抑制系機能低下も関与するものと思われ、漢方治療において「当帰芍薬散㉓」や「加味逍遙散㉔」などがIBSの腹痛に効果を示す場合がみられる。
　これらの漢方薬は下行性抑制系機能低下によって生ずる疼痛を改善する作用があるものと推定される。

c. 慢性頭痛（片頭痛および緊張型頭痛）

　慢性頭痛の診療ガイドライン（2013年）[14]では、clinical question（CQ）Ⅰ-15において漢方に由来する有効性の質問がなされている。
　それによると頭痛治療に関して漢方薬は推奨度Bと記載されていて、グレードBは「行うよう勧められる」というものである。
　ガイドラインでは症例累積研究以上のエビデンスを持つ処方として、「呉茱萸湯㉛」は片頭痛と緊張型頭痛に高い有効性を示し、そのほかとして「葛根湯❶」「五苓散⑰」「釣藤散㊼」「桂枝人参湯㉒」が挙げられ、全部

SECTION 5　心療内科で扱うことの多い機能性疾患と漢方薬

で5処方が記述されている。

　これらのうち特に呉茱萸湯㉛に関してはレスポンダー限定二重盲検ランダム比較試験、オープン・クロスオーバー試験で有効性が示されている。

　また片頭痛予防に使用される塩酸ロメリジンと呉茱萸湯㉛のランダム化比較試験[24]では、発作回数、VASピーク値、トリプタン内服錠数のいずれかにおいても、呉茱萸湯㉛で塩酸ロメリジンより有意に減少し、片頭痛予防効果が高いことも明らかにされている。

　頭痛領域でのさらなる漢方薬のエビデンスの集積が期待される。

d. 更年期障害[21]

　漢方薬による治療に関しては「産婦人科ガイドライン-婦人科外来編2014」で機能性月経困難症、男性不妊、更年期障害および月経前症候群の項目で取り扱われている。

　更年期障害に対する漢方薬治療の推奨度はC（考慮される）に位置付けされている。

　漢方薬としては婦人科3大処方と呼ばれる当帰芍薬散㉓、加味逍遙散㉔、桂枝茯苓丸㉕以外に桃核承気湯㉛、当帰建中湯⑫、芍薬甘草湯㊻および女神散㊿が記載されている。

　本邦における更年期障害に対する漢方薬として加味逍遙散㉔とHRTの比較を行った3群の比較成績（加味逍遙散㉔単独群とHRT単独群と加味逍遙散㉔とHRTを加えた群）[25]をみると、50％以上の症例で消失した症状のうち、加味逍遙散㉔では「めまい」が、HRTでは「ホットフラッシュ」および「発汗」が他群に比して有意に改善し、また「不安」「抑うつ」「睡眠障害」に関しては各群間での差は認められなかったが、いずれの群においても投与前に比して有意に改善を示している。

　今後症例集積ではなく、さらにエビデンスの高い薬効比較が進められることが重要と考えられる。

e. 起立性調節障害（OD）

　ODについてはガイドラインにおいて漢方薬の投与を勧めるという記載

は見当たらない。

治療ガイドライン補説のなかではそのほかの治療法として、西洋医学に基づく治療以外のものに漢方薬の記載がある。本ガイドラインによる治療を行っても改善がみられない症例に対して、患者や保護者の希望があれば試してよいとし、真武湯㉚、半夏白朮天麻湯㊲、苓桂朮甘湯㊴、補中益気湯㊶、小建中湯(99)の5種類の漢方薬が記載されているが詳細については不明である。

旧診断基準に則ったODの漢方薬による有効性については、自覚症状の改善の面から症例集積を行った臨床研究はなされている[26,27]。

柴胡桂枝湯⑩、半夏白朮天麻湯㊲、補中益気湯㊶、小建中湯(99)による報告で、そのうち半夏白朮天麻湯㊲では起立後の収縮期圧の低下の改善が、補中益気湯㊶では起立に伴う脈圧の矮小化を改善するという他覚的所見の一部にも効果が認められている。

今後はサブタイプごとに、また重症度別、心理社会的側面を考慮したうえでの漢方薬の効果を検討することが必要となるといってよい。

これまで述べてきた重要な機能性疾患に対する各学会のガイドラインによる漢方薬治療のスタンスは、いずれも1次治療として使用することを推奨するエビデンスはなく、「使用してもよい」「考慮される」「行うよう提案する」とし、初期治療を1次治療とすれば、次のステップにあたる2次治療としての薬物治療のなかの1つとして位置付けされている。

表16に代表的機能性疾患のガイドラインでの漢方薬のスタンスを示す。

次にこれら疾患に関してガイドラインに記載されている個々の漢方薬を**表17**に示す。

表16　代表的機能性疾患に対するガイドラインでの漢方薬治療のスタンス

疾患	ガイドラインの評価
機能性ディスペプシア	一部は有効で使用することを提案する
過敏性腸症候群	弱い実施を提案する（考慮される）
片頭痛・緊張型頭痛	行うよう提案する
更年期障害	考慮される

表17　ガイドラインに記載されている疾患別漢方薬

疾患	漢方薬
機能性ディスペプシア	半夏厚朴湯⑯、六君子湯㊸*
過敏性腸症候群	桂枝加芍薬湯(60)*、平胃散(79)、大建中湯(100)、柴苓湯(114)、啓脾湯(128)
慢性頭痛（片頭痛・緊張型頭痛）	葛根湯①、五苓散⑰、呉茱萸湯㉛*、桂枝人参湯(82)
更年期障害	当帰芍薬散㉓、加味逍遙散㉔*、桂枝茯苓丸㉕、桃核承気湯(61)、女神散(67)、芍薬甘草湯(68)、当帰建中湯(123)

*準二重盲検またはランダム化比較試験の行われているもの。
無印は症例集積ないし使用目標の妥当性

これらのうち二重盲検法に準じるもの、ないしはランダム化比較試験の行われているものはきわめて少ないことがわかる。ほとんどの漢方薬が症例集積での報告で成り立っているわけで、今後さらなる発展に向けて漢方薬治療の有用性の検証が加速されることが期待される。

文　献

1) 阿部達夫, 筒井末春：自律神経失調症─不定愁訴症候群を中心として─. 金原出版, 東京, 1967
2) Slavney PR, Teitelbaum ML : Patients with medically unexplained symptoms : DSM-III diagnoses and demographic characteristics. Gen Hosp Psychiatry 7 : 21-25, 1985
3) Barsky AJ, Borus JF : Functional somatic syndromes. Annals of Internal Medicine 130 : 910-921, 1999
4) 太田大介：不定愁訴の治療をどう考えるか？. Modern Physician 35 : 963-967, 2015
5) Fink P, Toft T, Hansen MS, et al. : Symptoms and syndromes of bodily distress : an exploratory study of 978 internal medical, neurological, and primary care patients. Psychosomatic Medicine 69 : 30-39, 2007
6) American Psychiatric Association : Diagnostic and statistical Manual of Mental Disorders Fifth Edition（DSM-5）. American Psychiatric Publishing,

Washington DC, 2013
7) American Psychiatric Association : Diagnostic and Statistical Manual of Mental Disorders, Forth Edition（DSM-IV）. American Psychiatric publishing. Washington DC, 1994
8) 日本消化器病学会 編：機能性消化管疾患診療ガイドライン2014―機能性ディスペプシア（FD）. 南江堂, 東京, 2014
9) 金子　宏：機能性消化管疾患診療ガイドライン2014―機能性ディスペプシア（FD）―. 心身医学 56：104-112, 2016
10) 日本消化器病学会 編：機能性消化管疾患診療ガイドライン2014―過敏性腸症候群（IBS）―. 南江堂, 東京, 2014
11) 福士　審：機能性消化管疾患診療ガイドライン2014―過敏性腸症候群（IBS）診療ガイドライン―. 心身医学 56：113-119, 2016
12) 福士　審：過敏性腸症候群診療ガイドラインの心身医学的インパクト. 心身医学 56：969-976, 2016
13) 日本頭痛学会, 国際頭痛分類委員会 訳：国際頭痛分類 第3版 beta版. 医学書院, 東京, 2014
14) 日本神経学会, 日本頭痛学会 監, 慢性頭痛の診療ガイドライン作成委員会 編：慢性頭痛の診療ガイドライン―2013. 医学書院, 東京, 2013
15) 端詰勝敬, 中村祐三, 都田　淳：慢性頭痛の診療ガイドライン. 心身医学 56：127-133, 2016
16) 木谷照夫, 倉恒弘彦：慢性疲労症候群. 日本内科学会雑誌 81：573-582, 1992
17) Wolfe F, Clauw DJ, Fitzcharles MA, et al.：The American College of Rheumatology preliminary diagnostic criteria for fibromyalgia and measurement of symptom severity. Arthritis Care Res 62：600-610, 2010
18) 日本産科婦人科学会 編：産科婦人科用語集・用語解説集 改訂第3版. 日本産婦人科学会, 東京, 2014
19) 市橋保雄, 大国真彦, 草川三治, 他：起立性調節障害. 中外医学社, 東京, 1974
20) 日本小児心身医学会 編：小児起立性調節障害診断・治療ガイドライン. 小児心身医学会ガイドライン集. 南江堂, 東京, 2009
21) 森永明倫, 浅川明弘, 乾　明夫：エビデンスに基づく漢方治療. Modern physician 36：992-994, 2016
22) 原澤　茂, 三秋秋馬, 三輪　剛, 他：運動不全型の上腹部愁訴（dysmotility-like dyspepsia）に対する TJ-43 六君子湯の多施設共同市販後臨床試験―二重盲検

群間比較法による検討. 医学のあゆみ 187：207-229, 1998
23) 佐々木大輔, 上原　聡, 樋渡信夫, 他：過敏性腸症候群に対する桂枝加芍薬湯の臨床効果—多施設共同無作為割付群間比較臨床試験—. 臨床と研究 75：1136-1152, 1998
24) 丸山哲弘：片頭痛予防における呉茱萸湯の有用性に関する研究—塩酸ロメリジンとのオープン・クロスオーバー試験—. 痛みと漢方 16：30-39, 2006
25) 樋口　毅, 柞木田礼子, 阿部和弘, 他：ホルモン補充療法, 加味逍遙散投与の更年期障害に対する効果の比較. 産婦人科漢方研究のあゆみ 26：18-23, 2009
26) 岡　孝和：小児心身症. 漢方と最新治療 23：193-197, 2014
27) 金田悠子：心身症およびストレス関連疾患に対する漢方治療のエビデンス 9) 起立性調節障害. 日本東洋心身医学研究 23：97-99, 2008

（筒井末春）

SECTION 6 心療内科における漢方処方の実際

① 食わず嫌い

　中学生の頃、通学していた電車内に漢方薬局の広告をみることが多かった。かなり派手目の広告でいやでも目についた。胃炎、頻尿、パニック障害、自律神経失調症、うつ病、ノイローゼ、更年期障害、切れ痔、精力減退などなどあらゆる病気が羅列されていて、うさんくさい広告だなあと思っていた。その後、医学生になり、医師になっても似たような漢方薬局の電車広告をみることが多かった。医師になって市販薬を服用してもなかなか風邪が治らない患者をみる機会が多くなった。なかには肺炎を起こしている患者もいて、市販薬などで症状をごまかさずにもっと早く受診してくれたらなあ、と感じることをよく経験した。市販薬の成分内容をみると、たいてい漢方成分が含まれており、漢方に対する印象はあまりよくなかった。ただ、一度だけ漢方薬の効果を自ら体験したことがあった。中学生の頃、鼻閉に悩まされて健康診断では慢性副鼻腔炎を指摘されていた。耳鼻科を受診し治療を受けたところ一時的にはよくなるが、すぐに鼻がつまってしまい、いつしか通院は中断してしまった。医師の息子としてはあまり訪れたことがなかった薬局に相談に行った。そこで勧められたのが「鼻療®」という市販薬であった。その薬を続けたところ、徐々にではあるが鼻の通りがよくなり始めた。成分表をみてみると生薬の名前が多く書いてあった。ちなみにこの薬は今でも販売されており、荊芥連翹湯㊿に相当すると後で知った。

　医学部を卒業してから東邦大学心身医学研究室の門を叩いた。自分が過敏性腸症候群であり、心身相関に興味を抱いていたことが入局した理由である。筒井末春名誉教授の外来につき、多くの漢方薬が使われていることを知った。難しい漢字の漢方薬を処方箋に書き、ときどき判読不明と薬局から問い合わせがあった。研修を終えて長い間医局で勤務して

いたが、東洋医学に興味を持った医局員もいるなかで自分は正直興味を持てなかったため、漢方薬の勉強はあまりしなかった。食わず嫌いであったかもしれない。

② 漢方薬との出会い

　内科、心療内科を専門にした開業医になってからもあまり漢方薬を処方する機会がなかったが、ある患者さんの治療体験から少しずつ漢方薬を用いるようになった。その患者さんはアルツハイマー型認知症で寝たきりの高齢者であった。奥様が献身的に介護をされていて、そこへ定期的に訪問診療をしていた。その患者さんは突然吃逆が止まらなくなった。水を飲ませたり、安定剤で治療を試みるがまったく効果がない。そこで先輩開業医に連絡したところ、その先生から芍薬甘草湯❸がけっこう効くので試すように指示を受けた。半信半疑で処方してみたところ、数日で吃逆は止まった。そのときはじめて漢方の効果を知ることになる。「おそるべし、漢方薬」である。

③ 漢方手帳を片手に

　この経験から漢方手帳をみながらおそるおそる患者さんに漢方薬を処方するようになった。使うタイミングはさまざまで、ドクターショッピングの身体化障害の患者さんにダメもとで処方してみる。ただし処方する前に漢方手帳を一緒にみながら「体質虚弱な女性で、肩こり、疲れ、精神不安、便秘など、結構症状に合っているようですね。漢方なので、すぐには効かないと思いますが、体質に合えば徐々に効果が出てくるかもしれません。これまで長い間つらい思いをされてきたので時間はかかりますが、じっくり症状と多少はお付き合いする感じで一度試してみませんか？」と伝える。自分自身、漢方の専門家ではないのであまり強くは勧めないのである。どちらかというと、もう1人の漢方素人の患者さんといっしょに漢方の効き具合を共有しあう感覚である。

「その後、いかがでしたか。少しは変化ありましたか？」

「まだ、変わってはいないですね。ただ、症状が悪化はしていないので悪くはなさそうな感じです」

「そうでしたか。まだ2週間しか経っていないので、今度は1ヵ月分処方してみますので、次回何か変化があったら教えてください」

「わかりました。とにかく毎日食前に3回服用を続けてみますね。ただ、なんとなく安心した気持ちです」

「漢方のお味はいかがですか。飲みにくいとは思いますが…」

「意外と飲めました。昔ながらのお薬という感じですね。続けてみます。ありがとうございました」

というような感じである。

④ 患者さんとの二人三脚とレジリエンス

さて、レジリエンスは「逆境を跳ね返して生き抜く力」という意味がある。心療内科に来られる患者さんはライフイベントを経験して心身不調を起こしている場合が多い。理不尽な体験、親しい人との死別、地震や火事などの災害、職場や学校でのストレス、難治性疾病、経済的理由などさまざまである。また些細なライフイベントであっても当事者においては、深刻な問題かもしれない。治療者はそのライフイベントをなくしたり、記憶から消すような魔法はもちろんできない。治療者にできることは患者さんを支えることのみである。明らかなライフイベントがなくても不定愁訴の患者さんは何とか現状を打破しようとドクターショッピングすることがある。しかしながら、どの医療機関に行っても原因がわからず、さらに症状は広がり固定し不安も増強する。やがて心療内科を訪れることになるのだが、最大の関門は患者さんとのコミュニケーションである。特にドクターショッピングした患者さんは、医療不信になっていることが多く初診時にいかに関係性を構築するかが鍵となる。検査はすでにしてある、多くの治療薬が試されているが効かない、いろいろな科を受診した、さあ、どうするか。患者さんにおいても治療者におい

てもこの状況は逆境といえよう。この逆境を乗り越えるには、患者さんと治療者の足並みがそろわなければならない。二人三脚と同じで、どちらかが相手のリズムを考えずに走ろうとするとすぐに転倒してしまう。二人三脚のコツはいかに早く走るかではなく、いかに歩調を合わせるかではないだろうか。途中で転倒しても協力して起き上がり、慌てず呼吸を整えてお互いのリズムを確認しながらゴールを目指すのである。「早く走りたい」は患者さんの「早く治りたい」、治療者の「早く治したい」と同じで、「早く走る」から「歩調を合わせる」にお互いが目標を変えていかなければならないのだ。この歩調を合わせるのが一苦労なわけであるが、歩調さえ合えば確実に進むことはできる。しかしながら実は歩調を合わせるだけではない。走る前のお互いの足をひもで結ぶ作業から始めなければならない。足をばたつかせたり、焦って結ぼうとしたり、結びがきつかったり、ゆるくてもうまくいかない。協力し合いながらほどよく結ばなければならないであろう。

　苦労しながらゴールに到着することは逆境を跳ね返すことに相当する。歩調の合わせ方は経験と感性が必要である。前述したように心療内科医になってかなり長い間、漢方薬を使用することにためらいがあった。しかしながら治療者自身の逆境のなかで漢方薬を処方する機会が増えるにしたがい徐々に漢方薬の手ごたえ、奥の深さ、親和性を感じるようになってきた。考えてみれば漢方薬は中国系伝統医学の歴史があり、先人たちの経験のなかで作り上げたものである。ここでは症例を通して漢方薬の魅力を紹介したい。

⑤ 西洋薬と漢方薬の合わせ技

　過敏性腸症候群は消化器心身症の代表である。大腸カメラや胃カメラ、血液検査をしても異常は認めないにもかかわらず、腹痛や下痢が突然起こり、ひどい場合には電車やバスに乗ることも制限されてしまうことがある。診断基準は下痢型、便秘型、下痢と便秘を繰り返す交代型の3種類に分けられる。通勤途中で急に便意を催す経験を重ねて、朝、トイレ

に何度も行くため、出勤時間が遅れることを苦痛に来院される患者さんもいる。西洋薬は以前と比べて多くの種類が使えるようになった。しかしながら、西洋薬を使用しても一筋縄ではいかない過敏性腸症候群の事例を多く経験する。長年、過敏性腸症候群の症状に苦しみ、ドクターショッピングをして、医師からさじを投げられたケースも少なくない。パニック障害、うつ病、社交不安障害、強迫性障害、全般性不安障害、身体化障害、パーソナリティ障害など種々の精神疾患を合併していることが多い。患者さんはたいてい、いろいろな薬を試されており、初診の段階で何を処方すればいいのか途方に暮れてしまう。

　Aさんは40歳台男性で路線バス運転手。10年以上のベテランドライバーである。

　ある日、仕事中に突然腹痛と便意を催した。業務上、途中でトイレに寄るわけにはいかない。しばらくがまんして業務を続けたが、徐々に腹痛は増強し、冷や汗をかくほど体調は悪化していた。結局、営業所に連絡をして運転手を交代してもらった。多くの乗客の安全を確保する大きな責任を背負っているので体調管理に関しては万全を尽くしていた。もともと胃腸は丈夫ではなかったため、食生活には気を付けていたが、前日に同僚との飲み会に参加して、ついつい飲みすぎてしまったのだ。以降も運転業務は続けているが、ときどき不安がよぎり腹痛が起こるようになった。消化器内科を受診して精査したが特に異常はみつからず、過敏性腸症候群の診断を受けた。整腸剤など治療を受けたが一向に改善しない。産業医の勧めで当院に受診した。初診時のAさんは表情が硬く、食欲低下、睡眠障害、意欲低下などうつ状態であった。本人の希望もありしばらく自宅療養し治療に専念することになった。少量の抗うつ薬、抗不安薬を処方し仕事から離れることで徐々に回復した。2ヵ月ほど休業したのち復職準備にかかることになった。運転業務で勤務中は抗不安薬や抗うつ薬などの精神薬は服用することができないため、徐々に減量し、当初はときどき腹痛があったが漢方薬服用後はその程度がかなり軽減されていた。2ヵ月間操車場での運転業務ののちに、運行業務に戻ることができた。

職業のなかにはバスの運転手などのように、眠気などの副作用から薬剤が限定されることがある。過敏性腸症候群はこのケースのようにパニック発作を伴っていることが多い。突然襲う腹痛と便意が原因で不安発作が起きる場合が多く、桂枝加芍薬湯❻⓪はこのような場合に最も適した治療薬かもしれない。

⑥ 使える西洋薬がなくなって困ったときの知恵

　Bさんは40歳台女性、会社員。

　約10年前に離婚を契機に腹痛、腹部膨満感、軟便が生じるようになった。消化管検査を受けるも異常なく、過敏性腸症候群の診断を受けて消化器内科で治療を受けていたが改善せず、治療中断。更年期障害で婦人科に通院中。漢方治療（加味逍遙散❷❹）を受けている。今回は心療内科での治療を希望して当院を受診した。身長160cm、体重49kg。色白で清楚な印象。表情はやや暗く、ときおり眉間にしわを寄せ、つらい状況を訴える。昼食後おなかが張って苦しくなるため、昼食は少量にしている。食欲、睡眠は良好。腹部所見では圧痛はみられないが、ややガスが溜まっている傾向。グル音はやや亢進。セレキノン®を処方して様子をみることにした。

　4週間後来院。腹部症状はまったく変わらず。むしろ便秘気味になって苦しい。ガスコン®、ビオフェルミン®に変更。腹部X線でややガスが多い。そのほか、異常所見なし。過敏性腸症候群は下痢型、便秘型、便秘と下痢の交代型に分類されるが、彼女の場合は交代型であり経過も長く一番難渋するタイプである。薬を変更後も症状に改善の兆しはみられなかった。これまでいろいろと消化器系西洋薬は試されているので、持ち駒がなくなった。しかし彼女の苦痛を何とか取ってあげたい。彼女が婦人科で加味逍遙散❷❹の処方を受けていることを思い出しこんな質問を投げかけてみた。

　「婦人科で加味逍遙散❷❹が処方されていますが、どれくらい服用し

ているのですか？」

「5年近くは服用しているかもしれません」

「効果はどうですか？　漢方は飲みにくくはありませんか？」

「そうですね。悪くはないです。当初は飲みにくかったですが慣れましたね。今では食前に漢方を服用することが習慣になりました。すごく効いている感じではないですが、飲むと気持ちが楽になるというか、体調が安定していますね。一時期やめてしまったことがあったのですが、ほてりやのぼせ、動悸など更年期障害が出てきました。やはり漢方は効果があるのかなと思いました」

　この会話で躊躇なく漢方薬を処方しようと決めた。もちろん彼女も漢方薬処方に快く同意してくれた。さて、どの漢方にするか。消化器外科で手術後のフォローを受けるとき、大建中湯⑩がよく処方されていることを思い出し、調べてみたところ成分は乾姜、人参、山椒、膠飴の4種類のみ。やせ形で、冷え性、腸の蠕動運動が不安定な虚証タイプにぴったりの調合であることは素人の自分にもわかる。さっそく大建中湯⑩を30日分処方し経過をみることにした。

「なかなかいい感じです。しばらく続けてみたいと思います。」

　表情がいい。眉間のしわもなくなり穏やかになった印象だ。その後も当院に通い続けているが、ガスコン®、ビオフェルミン®は処方の必要がなくなり、漢方のみで過ごしている。最近はダンスレッスンを週に2回通い始めて、忙しい仕事の合間にうまい具合にストレス発散をしているようだ。

⑦ 漢方薬への偏見を覆す出来事

　80歳台男性のCさんは脳梗塞、アルツハイマー型認知症、高血圧、便秘症で寝たきり、長年訪問診療でみさせていただいている患者さんだ。

　奥様が主たる介護者であるが、最近は膝や腰が悪く介護施設への入所を勧めたが自分が頑張れるうちはもうしばらく一緒に暮らしていきたいと希望されていた。Cさんはお元気な頃、長い間町内会長を務め、ボラ

SECTION 6　心療内科における漢方処方の実際

ンティア活動も積極的にされ、町内でもたいへん人望のある方であった。脳梗塞で倒れてからは、寝たきりの生活が続いていた。ある日、便秘が続いた後に吃逆が止まらなくなってしまった。水を飲ませたり、いろいろ試したが効果がなかった。この状態が4日ほど続いているため相談を受けた。薬物療法としてクロルプロマジン、ハロペリドール、クロナゼパム、メトクロプラミドなどの西洋薬が知られている。寝たきりの高齢者であり、副作用が少ない漢方で適当な薬がないか考えた。漢方に詳しい大学の先輩に連絡してみた。

　「Y先生、80歳台男性で、脳梗塞後遺症と、アルツハイマー型認知症で寝たきりの患者さんなのですが、4日以上吃逆が止まらないんです。何かいい漢方薬はありますか？」

　「それだったら、芍薬甘草湯❻❽がいいと思うよ。末梢での筋緊張抑制効果と、痛覚中枢と脊髄反射弓の興奮抑制効果があるんだ」

　「足がつったときに効き目のある例の漢方薬ですね。ありがとうございました」

　以前、酷暑の時期にゴルフラウンド中に同伴者が突然足をつり、キャディさんが携帯していた芍薬甘草湯❻❽を彼に飲ませたことがあった。キャディさんの用意周到さに驚きだが、その効果の早さにさらに驚いたことを記憶していたのだ。

　早速その患者さんに芍薬甘草湯❻❽を投与開始した。翌日には吃逆は止まってしまったのだ。特に副作用も確認されないため1週間ほど服用を継続したが、再発することはなかった。寝たきり患者さんに漢方薬を使用する治療選択肢はほとんどなかったし、これほど漢方薬が早く効くとは思っていなかった。これまで漢方薬に対する偏見があったのかもしれない。芍薬甘草湯❻❽は「補血、止痛、鎮痙、沈静」効果のある芍薬と「滋陰、止痛、鎮痙」効果のある甘草の2種類のみの生薬からなる漢方薬である。急激に起こる筋肉のけいれんを伴う疼痛、筋肉・関節痛などに効能があると記載されている。

　その後は「吃逆が止まらない」症例に遭遇していないが、ゴルフキャディバッグには芍薬甘草湯❻❽を常備している。

⑧ 驚くべき芍薬甘草湯❻❽の効果の早さ

　80歳台女性のDさんは父親の代から長年高血圧で通院されている患者さんだ。脊柱管狭窄症、圧迫骨折で毎月1回、車いすで息子さんと一緒に来院される。ユーモアたっぷりのおばあ様で、彼女が来院すると笑い声が絶えない。食欲はあり、毎週2回行くデイサービスを楽しみにしている。ある日、やや暗い表情で息子さんと来院されたときの会話である。

　「先生、母親ですが元気は元気なのですが、最近夜中にちょくちょく目を覚ましているようなんです。母さん、どうなの？　先生によく話してごらんよ」と息子さん。

　「いやあ、たいしたことはないんですが、最近、寝ているときに足がつるんです」とDさんは語った。

　日中、車いすに乗っているときは平気で、夜ふとんに入ると夜中に突然足がつってしまうのであった。血液検査は異常なく、近くの脳外科クリニックにMRIをお願いしたが、ラクナ梗塞以外は異常なく、夜間の下肢筋肉の攣縮の原因はわからなかった。整形外科の友人に相談したところ、脊柱管狭窄とデイサービスで行う体操の筋肉疲労が原因かもしれないとのことであった。高齢者であり、なるべく副作用の少ない薬を考えた末、芍薬甘草湯❻❽を試してみることにした。すぐに効果があるか不安であったが、就寝前に1包2.5g服用していただくことにした。その結果、服用した晩から足がつることはなくなったという。それまでは漢方は飲み続けることで緩徐に効果が出るものだと信じていたが、効果の早さに驚いた。その後継続的に就寝前に芍薬甘草湯❻❽を服用しているが、その後は1度も足がつることはなくなった。

⑨「症状が気にならない」を目標に

　歯科助手Eさんは、勤続30年のベテラン看護助手で地域の歯科衛生啓蒙活動に貢献してきた。ただ、最近は立ち仕事が徐々にこたえるようになり、ときどき腰痛がある。40歳台後半から、顔のほてりや手足の冷え、

SECTION 6　心療内科における漢方処方の実際

倦怠感があるが、健康診断では子宮筋腫以外は異常なし。特に治療は受けていなかった。同僚の歯科衛生士が当院のかかりつけであり、勧められて来院した。主訴は「どうにもならない目の疲れ、倦怠感、ほてり」で眼科では眼精疲労以外は異常なし。

「先生、同僚のFさんに勧められてきました。よろしくお願いします。」

表情は明るく、食欲、睡眠は良好。仕事柄、目の疲れは仕方がないと感じていたが、最近忙しく、ほてりや、のぼせ、動悸など更年期症状も重なってしんどくなってきたという。家族は夫と2人暮らし。子どもはいない。診察上は血圧正常、心音、呼吸音正常。コンタクトレンズをしているが視力も問題なかった。数年前から眼精疲労はあり、眼科で何度か検査をしたが異常なし。点眼薬を処方されたが一向に変わらず。眼鏡を調整してもあまり変わらなかったという。身長160cm、46kgですらりとした容姿。笑顔でてきぱきと問診に答えてくれる。安定剤や抗うつ薬などの精神科で使う薬はあまり飲みたくないと希望された。それでは、漢方を試しましょうということになった。さて、眼精疲労に効く漢方などあるのだろうか。漢方手帳をパラパラめくりながら、探してみたが適当な漢方薬がみつからない。とりあえず、更年期症状から治していきましょうと伝えて定番の加味逍遙散❷を処方することにした。

1ヵ月後の診察では表情は明るく、一見して体調がよくなったことがうかがわれた。心療内科では改善度を数値で確認することは難しい。問診と表情や動作、声のトーン、それと全体的な雰囲気でみたてをすることが多い。

「先生、あの漢方薬を服用してから、顔のほてりや、倦怠感、のぼせた感じが楽になりました。しばらく続けてみたいと思います」

「そうですか。それはよかったですね。肝心の目の疲れはいかがでしょうか？」

「前ほど気にならなくなりました。もちろん症状が完全に消えたわけではないですよ。結構神経を使う仕事なので、目の疲れはどうしてもねえ」

「わかりました。もうしばらく、漢方薬を続けてみましょう」

上記の会話のごとく、われわれ心療内科医が治療目標とするのは「症状を消す」のではなく「症状が気にならない」あるいは「症状と付き合う」病状に導くことである。このケースから漢方薬治療が心療内科的な治療となじむ感覚を経験した。

⑩ 心療内科と漢方薬のファジーな関係

　50歳台主婦のGさんは、不眠で受診された。体形は小柄でぽっちゃりとしている。健康診断では特に異常なし。既往症は10年前に卵巣腫瘍と子宮筋腫の手術をしている。2年前に妹が乳がんで他界してから不眠が続くようになった。睡眠導入薬を処方し経過をみたところ、徐々に睡眠はとれるようになった。体調もよいのでスーパーでレジのアルバイトを始めるようになった。アルバイトを始めて半年頃から肩こり、頭痛が続くようになった。整骨院でマッサージを受けても一向によくならず、整形外科で検査をしたが異常はなかった。そのうち、仕事中は気にならないが、家で座っていると体がゆれているようなめまいが起こるようになった。

　耳鼻科に受診したが異常なし。脳外科でMRI検査を受けてみても異常がなかった。めまい止めの薬が処方されたが治まらず、徐々に不安が増すようになってきた。アルバイトが原因ではないかと考えるようになって辞めてみたが、一向に治まらない。睡眠導入薬の影響も考えて半減期の短い薬に変えたが、上半身がふあーとする感覚は変わらず、特に午後から夜にかけて生じやすいことから、薬の影響もなさそうだ。心療内科ではこのケースのように八方ふさがり的状況になることも少なくない。そんなとき、奥の手として漢方手帳をぱらぱらめくり、症状にあった漢方処方を試すことが多い。苓桂朮甘湯（りょうけいじゅっかんとう）㊴はめまいの患者さんによく処方する漢方の1つだ。早速、2週間処方して様子をうかがったところ、ぴたっと効いたわけではないが、体に合っているという。その後もめまいがなくなったわけではないが、以前ほど気にならなくなった。

　「漢方を試してからは、日中の症状は気にならなくなりました。ただ、夜3～4時間は相変わらずめまいが続いています。先生、長くかかり

ますか？」

「今の漢方は体質に合っている印象です。症状とお付き合いする感じで続けていきましょう」

その後も漢方薬を続けているが、最近は長年苦しんでいた睡眠障害も改善し、睡眠導入薬はまったく服用していない。アルバイトも再開しているが、この漢方を続けているうちに自分のからだに自信がついてきたと語っていた。

漢方薬を使用するようになって感じていることは、漢方薬の持つファジーさが心療内科診療に合っている気がしている。きちんとした漢方専門医からみれば叱られてしまうが、原因や症状消失に固執してしまうと心療内科的治療は頓挫してしまうことが多い。あいまいさ、柔軟性、うすぼんやりとしたなかで患者と同じ方向を向いて支えあう感覚が心療内科診療の本質であると考えている。特に不定愁訴の患者さんは症状消失にとらわれすぎると、ポリファーマシーになりかねない。先人が多くの経験のもとに考えた生薬の配合を信じて、漢方薬を今後も試していきたい。

⑪ 西洋薬から漢方薬への切り替え

Hさんは30歳台女性で運送会社に勤務している。

6年前よりパニック障害で通院を続けている。突然に胸部不快感、冷や汗、過呼吸、嘔気などのパニック発作が現れる。アルプラゾラムを服用すれば発作は治まるため、この薬は手放せない。パニック障害にはSSRIが基本的な治療薬であるが、嘔気の副作用が強く服用することはできなかった。何度か朝の通勤時に発作を起こすことがあり、抗不安薬を服用して出勤することが習慣になっていた。休日はなるべく服用しないように心がけていたが、人混みや遠出するときには薬が手放せなかった。

ある日彼女から薬を減量したいと相談を受けた。その理由は半年後に結婚が決まり、子どもを授かる前に薬をやめたいということであった。そこで漢方薬を併用しながら徐々に減量していくことを提案した。心療内科では不安障害の患者さんに半夏厚朴湯⓰を処方することが多い。こ

の漢方薬は「気をめぐらす」半夏、厚朴、蘇葉、生姜と「神経を安らかにする」茯苓からなる。6年以上ベンゾジアゼピン系抗不安薬を服用していたので、すぐに中止することはあまり的確ではない。パニック発作を起こしたときの回避法がなくなり、不安を悪化させることがあるからだ。西洋薬から漢方薬へグラデーション的なイメージで移行することが望ましい。すなわち西洋薬のみ→西洋薬（主）＋漢方薬（副）→西洋薬（副）＋漢方薬（主）→漢方薬のみという順序で西洋薬から漢方薬に移行していくわけだが、きっちりと計画的に調整しようとしてもうまくいかないことが多い。西洋薬を徐々に減らしていき、必要に応じてその隙間を漢方薬で埋めるストラテジーである。半年間抗不安薬と漢方薬の併用を続けたところ、1日1回だけ、半錠だけで仕事を続けながら過ごせるようになった。妊娠、出産という女性のライフサイクルにおいて漢方の有用性を感じた一例であった。

⑫ 不定愁訴という的に矢を射る

Ｉさんは40歳台女性。

動悸、息切れ、体の震え、頭痛、立ちくらみなどの不定愁訴を訴えて来院された。口のなかが荒れて耳鼻科や、口腔外科に通院しているものの、口の乾燥感はなかなか治らない。精神科に紹介されたが、うちの科ではないと断られた。9年前に早期胃がんの手術を受けているが、転移や再発なく完治している。夫と息子2人の4人家族。長男はⅠ型糖尿病で中高生時代に非行に走ったりもしたが今は造園業で頑張っており、次男は自動車整備士をしている。夫はサラリーマン、現在家庭内や仕事で特にストレスは感じていないという。どこの科で相談してよいかわからず、インターネットで心療内科を知り当院に来られた。

Ｉさんのように不定愁訴が続き、不安を抱えて来院する患者さんが心療内科に来ることが多い。まずは傾聴し、さっそく内科的な検査をすることにしたところ、TSH 41.525と高く、FT_3 2.2、FT_4 0.52と甲状腺機能低下を認めた。関連病院を紹介し、結局橋本病の診断が確定した。チラー

ジン®Sを投与されて頭痛や息切れ、口の荒れなど症状は緩和された。これで一件落着かと思ったが、ある診察での会話。

「からだが揺れている感じや、足の冷え、動悸がまだ続いています。からだの左半分に力が入らないようで心配です。担当医に話しても甲状腺機能は安定しているので、症状の原因がわからないといわれました」

と、以前よりも不安が強くなっていた。抗不安薬やスルピリドを処方していたがあまり効果がない。MRI検査も異常なく、すがる思いで（自分も患者さんも）漢方薬治療を提案してみた。漢方手帳をみせて「頭痛、めまい、上半身の灼熱感、発作性の発汗に効果があるようです。試してみませんか？」と伝えたところ、自分の症状にぴったりということで同意していただいた。服用後しばらく変化はなかったが、悪化はしていないという。2ヵ月頃より、動悸は相変わらずだが、ふらつきが以前ほど気にならなくなり服用を続けることを希望した。

心療内科的治療の鉄則は「症状を消そう」とするのではなく「症状と付き合い、気にならなくなる」ように努めることである。「愁訴が定まらない」いわゆる不定愁訴に対してピンポイントで治療していく西洋薬では的を狙いにくい。的が絶えず揺れ動いているのでなかなか当たりにくいのである。一方、漢方薬は数種類の生薬が配合されているので、的が動いていても真ん中には当たらないが、大はずれもない。西洋薬が計算された一矢だとすると漢方薬は大雑把な矢を同時に数本射るイメージであろうか。もちろんめちゃめちゃに矢を打っても当たらないので、使えそうな矢を数本選んでまとめて射るのである。

⑬ お年寄りのお守り代わり

80歳台女性のJさんは、高血圧、脂質異常症、うつ病で5年前から通院している。

夫と死別後にうつ病を発症し、心療内科治療希望で当院を紹介された。娘と2人暮らしで、週に2回デイサービスに通っている。前医から抗うつ薬が処方されており、うつの具合は落ち着いている。もともと心配性で、

からだの症状については敏感である。以前風邪をこじらせて肺炎になってから風邪に関しては人一倍気を使う。少しでも鼻水が出ればすぐに市販薬を自分で買ってきて服用してしまう。最近は毎日のようにパブロン®を服用して、パブロン®が手放せなくなってしまった。ある日、付き添いの娘さんから相談を受けた。

「先生、母は最近パブロン®ばかり飲んでいるんです。薬の影響でしょうか、1日うとうと寝ていることが多くなりました」

「市販薬は中止してください。その代わり漢方を処方してみましょう」

Jさんは心気的傾向が強く、風邪をひく不安がぬぐえない。風邪予防の薬でもありますよと説明し葛根湯❶に切り替えた。風邪薬の処方日数と同じに5日分朝夕食前に服用するように指示した。毎回、葛根湯❶は希望するが、市販薬を勝手に買いに行くことはぴたりとなくなった。さらに、毎日のように訴えていた感冒症状も軽減していた。

もう1人、同じようなケースがある。

90歳台男性のKさんは40年以上前から高血圧、脂質異常症、便秘で通院されている。足腰はしっかりしており、2週間おきにお嫁さんと来院する。KさんもJさんと同様に、しょっちゅう風邪をひいており、毎回のように風邪薬を希望した。毎回、PL顆粒1gとマーズレン®Sを混ぜ合わせた粉薬とうがい薬を処方している。

「わたしはこの風邪薬があるとね、安心なんです。今日も入れておいてくださいね」と話されるが、付き添っているお嫁さんは浮かぬ顔でKさんの後ろに立っている。Kさんの診療後、待合室に移動している間にそのお嫁さんに尋ねてみた。

「Kさんは来年で94歳になりますね。お元気ですねえ。よく風邪はひかれるのですか？」

「先生、それが熱もないし、咳や鼻水もないし、食欲もあるし風邪をひいているようにはみえません。風邪なんでしょうか？」反対にお嫁さんから尋ねられてしまった。安易に風邪薬を処方してしまったことに反省し、風邪薬依存症の対策を考えることにした。そこで感冒初期症状の定番、葛根湯❶を思い出し、提案してみた。

SECTION 6 心療内科における漢方処方の実際

「Kさん、これからも風邪薬を処方しますが、漢方薬に変えてみましょう。副作用も少ないですし、風邪にも効きますから」

「よろしくお願いします。その代わり、うがい薬は忘れないでくださいね」

こうして、葛根湯❶を処方開始した。葛根湯❶の成分は葛根，大棗、麻黄、甘草、桂皮、芍薬、生姜だ。風邪の引き初めに生姜湯や葛湯を飲んでからだを温めることは一般的にもよく知られている。それらの成分を含んだ葛根湯❶は製品番号1番の最初につくられた漢方エキスで、一般の方にも、医療関係者にも一番親しみやすい漢方薬といえよう。もちろん漢方薬にも副作用はあるので使用には注意を要するが、生薬で構成されているので安全性は高いといえよう。

⑭ 体質と相性のよい漢方で健康維持

90歳台男性のLさんは、20年来当院にかかりつけの患者さん。

19歳時に肺結核、40代胃癌で胃全摘出術を施行している。色白でやせた感じの男性で、長年会社役員をしていた。身長160cm、体重43kg。おしゃれで、いつも素敵なジャケットを着こなしている。70代のときに来院した目的は「夏バテ」であった。もともと暑さには弱く暑い時期には食欲が低下して気力も低下しがちであった。最近受けた健康診断はすべて異常なし。体重の変動もなかった。睡眠は浅く、寝汗をかきやすい。これは誰がみても虚証タイプの体質だ。十分水分を補充することをお伝えし、夏バテに効くような西洋薬は思いつかず、しばらく様子をみることにした。2週間後来院したときは、さらにしんどそうであった。エアコンの効いた部屋で過ごすことを勧めたが、会社役員をしており、1日1回は会社に行かなければならないという。ある日心配した奥様と一緒にクリニックを訪れた。

「先生、栄養剤みたいな夏バテに効く薬はないものでしょうか？」とLさんは切り出した。

「先生、うちの主人には無理をしないようにと話すのですが、いうこ

とを聞かなくて。何かお薬はありますか？」

漢方薬処方の経験は浅かったが、補中益気湯❹は処方経験がある。この漢方薬を処方することを提案した。とりあえず2週間分処方してみた。その結果、徐々に食欲は増加して体力がついてきた気がすると話した。継続服用を希望したため今度は30日分処方した。その後、秋頃まで服用し続けて、気候も涼しくなったこともあるが、倦怠感は改善した。

ところが12月に今度は微熱、咽頭痛、咳などの感冒症状で来院した。インフルエンザ（−）。胸部X線、血液検査も異常なく、感冒薬で経過をみた。その後感冒は回復したが、また倦怠感と食欲不振が続き、夏に服用していた補中益気湯❹を希望された。漢方手帳の効能効果に「感冒、食欲不振、病後の体力増強…」と書いてあるので試しに再開してみたところ、その効果は絶大であった。この患者さんの体質と漢方薬の相性がぴったり合った印象だ。その後も20年近く服用を続けて、健康を維持している。相性のいい漢方を服用することで体質のバランスをとっているのだ。補中益気とは中を補って気を増す意味である。中とは漢方でいう脾胃のことであり、消化吸収にかかわる消化管を指している。

⑮ 思わぬ症状に漢方の効果

60歳台、Mさん、会社員男性。

高血圧で通院していたが、5年目に化膿性脊椎炎を発症して両下肢麻痺。以後車いす生活になった。元々スポーツが大好きで、休日には、草野球やテニス、ジョギングなどをしていた。生活が一変したため、一時的にうつ状態にはなったが、持ち前のポジティブシンキングで、現在は障害者テニスサークルに所属してテニスを楽しんでいる。毎日1時間以上かけて、車いすの散歩は欠かさない努力家だ。最近、その頑張りのためか、上半身の筋肉痛が続くようになってきた。たまたまテレビで筋肉痛に葛根湯❶が効くことを知り、早速試してみたいと漢方を希望した。葛根湯❶は漢方のなかで最もポピュラーだ。小学生でも風邪に葛根湯❶が効くことは知っているであろう。ただ、運動後の筋肉痛に関して私は

知らなかった。希望通りにとりあえず1ヵ月分処方してみることにした。1ヵ月後の診察時のMさんの会話。

「先生、葛根湯❶は効きませんでした。1週間試しましたが上半身の痛みが取れないのでやめてしまいました。漢方は余っていますので今日の処方は結構です」

「そうでしたか。しかし、1週間のみですよね。漢方は効果が出るのに時間がかかるものもあるようです。特に副作用が出ていないのであれば、残り3週間分を服用してみてはいかがでしょうか」

「はい、たしかに早かったかもしれません。テレビですぐ効くような内容だったので焦っていたかもしれません。ただ、運動後の疲労回復にはいい感じですよ」

その後Mさんは、運動すれば筋肉痛は自然と割り切り、結局葛根湯❶は服用せずに過ごしてきた。12月になり寒い日が続いた午後にMさんは訪れた。

「先生、寒くなってから、また上半身の痛みが続くようになりました。年でしょうかね。残っていた葛根湯❶を3週間服用してみたら、いい感じなんですよ。また処方していただけますか」

「そうですか。いい感じとはどんな感じですか」

「徐々にですが、身体がじわーと温かくなって、筋肉痛がやんわりと消えていくのです。なにか、自分の身体に合ってきたというか」

「わかりました。でも、よかったですね。漢方は継続することでじわりと効いてくるのでしょうね。また、処方を再開しましょう」

その後のMさんであるが、毎月来院されて、降圧薬などは30日分処方するが、葛根湯❶は10日分でちょうど1ヵ月でなくなる程度の服用法である。当初は葛根湯❶の効果に疑問を感じていたMさんではあったが、現在は筋肉疲労回復薬として欠かせない薬になっているようだ。

⑯ 漢方薬の魅力に気付いて

40歳台女性のNさんは会社員で事務職。

毎年インフルエンザの予防注射に来られるが、ほとんど病気はしたことがない。身長155cm、体重55kg。健康診断では中性脂肪がやや高い程度でほかは異常なし。10月初旬に当院を訪れたが、インフルエンザの予防注射をするにはまだ時期が早い。今回は心療内科として診療を希望していた。4年前に転職し、仕事も順調で特にストレスは感じていなかった。事務職をしているが、仕事の評価は高く徐々に任される仕事量が増えていった。約1ヵ月前からのぼせ、ほてり、発汗、倦怠感が生じるようになり体温は正常。生理は順調だが生理痛がひどい。食欲は最近良好だが、睡眠は寝つきが悪く、中途覚醒あり、疲れがなかなか抜けない気がしていた。最近は声に張りがないように感じ始めていた。

診察時の体温36.5℃、血圧124/72mmHg、心音、呼吸音異常なし。血液検査では、炎症所見なし、甲状腺機能も正常である。1人暮らしで趣味として5年前からサックスを習っており、自分なりにストレス発散はできていたという。

Nさんの場合は心療内科的に診断が難しい。残業が増えて仕事の量的な負荷は増えたが今回の症状との関連は今一つピンと来なかった。10年前からインフルエンザ予防注射の時期にお会いしているが、診察時の表情はいつもと変わらず。

「先生、私、更年期障害ではないでしょうか？」とNさんはつぶやいた。

30代からお会いしているNさんも10年経過すればたしかに更年期に差しかかっているのだ。私が父からクリニックを承継して15年になる。その頃から通っている患者さんも多数いらっしゃるが、患者さんが年を重ねるということは、当然自分自身も年を取ったことになる。

「なるほど。たしかに更年期のホルモンバランスの影響もあるかもしれませんね。婦人科でホルモン補充療法もありますが、とりあえず漢方薬を試してみましょうか」と提案してみた。

更年期障害に加味逍遙散❷が代表であるが、漢方治療の経験が浅い自分にとってはその効果について正直、半信半疑であった。まずは2週間加味逍遙散❷を処方し、経過をみることにした。

2週間後の診察では症状が落ち着いてきたので、このまま漢方を続けた

いと希望された。服用後1週間ほどで改善の兆しがみえてきたという。この患者さんも漢方薬の威力を学ばせていただいた患者さんの1人である。漢方薬の経験の浅い先生方は大勢いらっしゃると思う。長い年月をかけて動物実験、臨床試験（治験）を行い、失敗と挫折を繰り返しながらようやく日の目をみた西洋薬と、生薬を組み合わせただけの漢方薬を比較した場合、西洋薬を第1に治療選択していくことは当然である。薬の生化学、薬理学を学び、人体の解剖、生理、病理を学び、診断学を学び、治療学を学んで臨床実習を積み、卒業試験、国家試験を乗り越えて、さらには4年間臨床研修を積んでようやく医師になる。医師になってからも新薬は開発され、治療の選択肢はどんどん増えていく。臨床経験の浅いうちは西洋医学を主体とする医療に専念することは致し方ないと考える。臨床を重ねるごとに西洋医学では説明できない、あるいは解決できない事例を経験するようになる。心療内科はそのような患者さんが多い。漢方は中国系伝統医学で江戸中期に日本独自のものとなり、さらに昭和期以降はヨーロッパ系医学も統合されて発展し現在の漢方が引き継がれた。したがって漢方薬は西洋薬とは比較にならないほどの歴史があるのだ。漢方的使用法は体系化された経験則に基づく。大雑把にいえば西洋医学は客観的な医療、東洋医学は主観的な医療といえるかもしれない。心療内科医になって30年以上になるが、ようやく漢方薬の有用性に気付き始めた次第である。

参考文献

1) 株式会社ツムラ：ツムラ医療用漢方製剤 製品ラインナップ, 2016
2) 松田邦夫：漢方治療の基本的考え方. 日本医師会雑誌（増）108：2-14, 1992
3) Creed F, Henningsen P, Fink P 編（太田大介 訳）：不定愁訴の診断と治療. 星和書店, 東京, 2014
4) 新見正則：本当に明日から使える漢方薬—7時間速習入門コース. 新興医学出版社, 東京, 2010

（芝山幸久）

おわりに

　今日、EBMの発達は目覚ましいものがあるが、医療の原点は患者−医師関係にあり、その際は患者との言葉によるコミュニケーションは必須である。

　患者−医師関係を良好に保つうえではNBMの要素が不可欠で、そのなかにおいて如何にレジリエンス機能を高めるかが、病気の回復を図る臨床の場で問われているといえる。

　その突破口の1つとしてプラセボ効果の高いストレス関連疾患（FD、IBSなど）を扱うことの多い心療内科領域（身体の病気の発症や経過にストレスが密接にからんだもの：心身症）においては、レジリエンスに注目して患者の個別性と病気で生じる苦悩を取り挙げるNBMに基づく患者−医師関係を良好に保つよう診療することの重要性を改めて指摘した。

　また漢方領域では漢方薬に対して親和性を有する患者が受診しやすく、そのため自然治癒やプラセボ効果にも有利に働きやすい面がみられる。

　その際、健康の回復に向け舵取りをするレジリエンスの働きにも目を向け、レジリエンス機能を高めるよう配慮する医療がなされれば、漢方薬自体の効果に加えてさらに治療が有利に働き、効果が高まることにつながるわけであり、レジリエンスに基づいた漢方治療が推奨されてよい。

　レジリエンスを強化することにより、幸福感が上昇し、QOLの向上、生活満足感も上がり精神的健康も高まる。したがってレジリエンスは幸せや成功を構成する基本的要素でもあり、レジリエンスソースをどう活かすかについてもさまざまな取り組みが行われている。

医療の場はもちろんのこと、疾病の予防、心身の健康を保つうえでも、あるいは健康長寿を願ううえからもレジリエンスが深くからんでいるものと推測され、今後幅広い分野での研究の発展が期待されるところである。

　　　　　　　　　　　　　　　　　　　　　　　　　筒井　末春

索 引

■ 英数

Ⅰ型糖尿病 ... 90
5HTTLPR ... 19

A

Ahmed AS ... 13

B

bodily distress syndrome (BDS) ... 53, 54

C

catechol-o-methyl-transferase 遺伝子
 (COMT) ... 18, 19
Charney DS ... 17
CRH受容体1遺伝子 (CRHR1) ... 18, 19

D

Daskalakis NPら ... 17
DRD2 ... 18, 19
DRD4 ... 18, 19
DSM-5 ... 54
DSM-Ⅳ ... 54

F

FK506—結合蛋白5遺伝子 (FKBP5)
  ... 18, 19

G

GABA ... 18

H

HPA ... 50
HPA系 ... 19, 45
HTR1A ... 19
HTR2C ... 19
HTR3A ... 19

I

Iacoviello BM & Charney DS ... 16
IBS診療ガイドライン (2014年) ... 58

M

medically unexplained symptoms
 (MUS) ... 52, 54

N

narrative-based medicine (NBM) ... 36
NPY ... 18, 19
NPY系 ... 18

P

post traumatic stress disorder (PTSD)
  ... 10, 12, 13, 15, 19, 69

R

Reivich K & Shatté A ... 13
resistance to illness ... 11
Richardson GEら ... 15
Rome Ⅳ ... 55, 56
Rome Ⅳの改定 (2016年) ... 58

Rutter M……13

S

Southwick SM & Charney DS……18
SSRI……89

W

Wu Gら……18

■ 和文

あ

アルコール使用障害……10
アルツハイマー型認知症……79, 84, 85
アルドステロン症……29
アロディニア（異痛症）……65

い

胃・十二指腸障害……55, 56
胃炎……78
胃癌……93
医原性因子……47
一次性頭痛……61
胃貯留能改善作用……72
遺伝的因子……18
胃粘膜保護作用……72
胃排出能促進作用……72
医療不信……47
咽喉頭異常感症……65, 66
インターフェロン製剤……29
陰陽……22, 27
陰陽五行……26
陰陽説……26

う

植西……39
うっ血性心不全……29
うつ状態……82, 94
うつ病…10, 12, 18, 19, 34, 45, 58, 62, 68, 69, 78, 82, 91
ヴルネラビリティ（vulnerability）……12
運動習慣……40

え

エストラジオール（E2）……69
エストロゲン……17
エネルギー代謝……19
塩酸ロメリジン……73
エンドルフィン経路……35

お

黄疸……29
黄連湯❿……29
太田……53
瘀血……24, 25, 41
小塩ら……14
音過敏……67
オープン・クロスオーバー試験……73

か

海馬……45
貝原益軒……31
回復力……10, 12, 14
顎関節円板障害……67
顎関節症（temporomandibular disorder）……66
覚醒……19

獲得的要因	14
下行性抑制系機能低下	72
風邪薬依存症	92
葛根	21, 93
葛根湯❶	73, 92, 93, 94, 95
化膿性脊椎炎	94
過敏性腸症候群（irritable bowel syndrome：IBS）	34, 58, 72, 78, 81, 82, 83
加味帰脾湯❷	48, 50
加味逍遙散❷	48, 50, 72, 73, 83, 87, 96
体の抵抗力	49
ガラニン	17
肝	27
肝癌	29
肝機能障害	29
乾姜	84
肝硬変	29
間質性肺炎	29
患者一医師関係	31, 34, 35, 36, 46, 52, 53, 58
感情調整	14
感情調整力	13
感情のコントロール	39, 40
眼精疲労	87
甘草	21, 29, 85, 93
甘麦大棗湯❷	29
漢方エキス製剤	28, 29

き

気	47
気うつ（気滞）	25, 47
気逆	25, 41, 47, 48
気虚	25, 41, 47, 48
桔梗湯❷	29
気血水	24, 26, 27
気滞	25, 41
吃逆	79
機能性月経困難症	73
機能性疾患	36, 52, 53, 67, 71
機能性出血	69
機能性消化管疾患診療ガイドライン2014―機能性ディスペプシア（FD）	56, 71
機能性消化管障害（functional gastrointestinal disorders：FGID）	55
機能性身体症候群（Functional Somatic Syndrome：FSS）	28, 34, 36, 45, 49, 52, 54
機能性ディスペプシア（functional dyspepsia：FD）	34, 71
稀発反復性緊張型頭痛	62
帰脾湯❷	48
気分調節	19
逆境の存在	38
芎帰膠艾湯❷	29
急性ストレス	50, 69
共感力	13
共存症（comorbidity）	63
杏仁	21
強迫性障害	82
虚実	22, 27
虚証	21, 22, 23, 26, 41, 93
起立性調節障害（orthostatic dysregulation：OD）	70, 74
起立直後性低血圧	70
切れ痔	78
緊張型頭痛	61, 62, 63, 67, 73
筋肉疲労回復薬	95

く

駆瘀血 … 41
グルココルチコイド受容体（GR） … 19
グルココルチコイドホルモン（GC）
　… 19, 45
グルタミン酸 … 18
グレリン … 72
群発頭痛 … 62

け

荊芥連翹湯❺⓪ … 78
桂枝加芍薬湯❻⓪ … 48, 51, 72, 83
桂枝加竜骨牡蛎湯㉖ … 48
桂枝人参湯㉜ … 29, 73
桂枝茯苓丸㉕ … 51, 73
桂皮 … 21, 51, 93
啓脾湯⓫⓼ … 72
劇症肝炎 … 29
血管運動神経症状 … 69
血虚 … 25, 41
月経困難症 … 69
月経前症候群 … 73
下品 … 21
原因分析 … 13
限局性恐怖症 … 69
健康習慣 … 32, 46

こ

交感神経─副腎髄質系 … 50
高血圧 … 22, 44, 45, 84, 86, 91, 92, 94
甲状腺機能低下 … 90
抗ストレス作用 … 43, 49
香蘇散❼⓪ … 48, 50

黄帝内経 … 26
更年期うつ病 … 70
更年期障害 … 69, 73, 78, 83, 84, 96
更年期症状 … 69, 87
抗病力 … 11
厚朴 … 90
五行 … 26, 27
国際頭痛分類第3版beta版（2014年）
　… 61, 67, 69
心の抵抗力 … 33, 49
呉茱萸湯㉛ … 73
個人の道徳的基盤 … 16, 17
五臓 … 27
五臓論 … 26
古方派 … 28
五淋散㊺ … 29
コルチコトロピン放出因子（CRF） … 18
コルチゾール … 17
五苓散⓱ … 51, 73
コンプライアンス … 37

さ

柴胡 … 21, 50
柴胡加竜骨牡蛎湯⓬ … 50, 51
柴胡桂枝乾姜湯⓫ … 50, 51
柴胡桂枝湯❿ … 50, 51, 74
柴胡剤 … 50
柴胡清肝湯❽⓪ … 50
臍疝痛 … 70
サイトカイン … 19
柴朴湯❾⓺ … 50
柴苓湯⓫⓮ … 50, 72
山椒 … 84
産婦人科ガイドライン─婦人科外来編

2014 …… 73

し

四逆散㉟ …… 50
子宮筋腫 …… 87, 88
四君子湯(75) …… 48, 50
思考の柔軟性 …… 39, 40
自己効力感 …… 13, 39, 40
自己成長 …… 11
脂質異常症 …… 91, 92
資質的レジリエンス要因 …… 14
視床下部 …… 45
視床下部－下垂体－副腎皮質（HPA）
　軸 …… 17, 18
四診 …… 23
自然治癒 …… 48, 49
自然治癒力 …… 31, 33, 34
自尊感情 …… 14, 39, 40
実証 …… 21, 22, 23, 25, 41
疾病抵抗力 …… 11
社会的支援ネットワーク …… 16, 17
炙甘草湯(64) …… 29
芍薬 …… 21, 85, 93
芍薬甘草湯(68) …… 29, 50, 73, 79, 85, 86
社交不安障害 …… 69, 82
瀉法 …… 41
柔軟性 …… 38
証 …… 22, 23, 28, 29, 43, 48
消化管由来腰痛の中枢介在性障害 …… 55
傷寒論 …… 28
生姜 …… 50, 90, 93
小建中湯(99) …… 74
小柴胡湯⑨ …… 29, 50
小青竜湯⑲ …… 29
衝動調整力 …… 13
小児・青年期の消化管障害 …… 55
小児起立性調節障害診断・治療ガイド
　ライン（2009年） …… 70
小児精神医学 …… 10
小児の頭痛 …… 62
上品 …… 21
生薬 …… 21, 28, 43, 50, 71, 78, 85, 89, 93
初期対応 …… 53
食道障害 …… 55
自律神経失調症 …… 78
心 …… 27
腎 …… 27
新奇性追求 …… 14
神経サーキット訓練 …… 18
神経調節性失神 …… 70
神経伝達物質 …… 35
神経ペプチド …… 17, 35
神経ペプチドY（NPY） …… 17
心血管病変 …… 22, 45
心室細動 …… 29
心身医学 …… 43, 44
心身一如 …… 43, 44
心身健康科学 …… 11
心身相関 …… 43, 78
心身二分論 …… 43
新生児および乳幼児の消化管障害 …… 55
身体化障害 …… 79
身体症状症（somatic symptom
　disorder：SSD） …… 54
身体の抵抗力 …… 33
身体表現性障害（somatoform disorder）
　…… 54, 63
神農本草経 …… 21

真武湯㉚	74
心房細動	29
心療内科	34, 43, 44, 48, 65, 91

す

水滞	41
水毒	25
ストレス応答系	45
ストレス関連疾患	12, 34, 41, 43, 45, 47, 56, 62, 67, 69
ストレス性痛過敏状態	50
スペクトラム障害	65

せ

生活習慣	32, 43, 44
生活習慣病	22, 32, 45
脆弱性	12, 13
脆弱性とレジリエンスの3ヒット概念	17
脆弱性モデル	12
精神的回復力尺度	14
性腺ホルモン	17
青斑核－ノルエピネフリン系	17
精力減退	78
脊柱管狭窄症	86
切診	23
説明スタイル	13
説明と保証	56, 58
セロトニン	17
セロトニン系	18
セロトニン受容体遺伝子	19
セロトニン転送促進部位遺伝子	19
線維筋痛症（fibromyalgia：FM）	65
遷延性起立性低血圧	70

前兆	67
全般性不安障害	69, 82

そ

臓器間ネットワーク	45
双極性障害	10, 12
咀嚼筋痛障害	67
蘇葉	90

た

体位性頻脈症候群	70
大うつ病	68
大黄	21
大建中湯⑩	72, 84
大棗	50, 93
男性不妊	73
胆嚢・乳頭括約筋障害	55

ち

竹筎温胆湯㉛	50
中国系伝統医学	97
中品	21
中庸	21, 33, 49
腸障害	55
釣藤散㊼	73
直腸・肛門障害	55

つ

痛覚過敏	65

て

低カリウム血症	29
デカルト	43
適応障害	45

テストステロン······17
デヒドロエピアンドロステロン
（DHEA）······17
転換性障害······65

と

桃核承気湯❻❶······73
当帰······21
当帰建中湯❶❷❸······73
当帰芍薬散❷❸······72, 73
統御力······14
統合失調症······10, 12
糖尿病······19, 22, 44, 45
東洋医学······33, 43
東洋的思想······21
ドクターショッピング······79, 80, 82
ドーパミン······17, 35
ドーパミン系······18
ドーパミン作動性報酬回路機構······35
ドーパミン受容体遺伝子······18
ドーパミン転送遺伝子（DAT1）······18

な

内因性オピオイド······35
中野ら······36
夏バテ······93

に

二次元レジリエンス要因尺度······14
二重盲検法······75
二重盲検ランダム化比較試験······72
乳がん······88
ニューロフィードバック······18
女神散❻❼······73

人参······21, 50, 84
人参湯❸❷······29
人参養栄湯❶❶❸······48
認知再評価······18
認知症······19
認知的柔軟性······16

ね

ネガティブ・フィードバック······45
ネガティブ感情······46

の

ノイローゼ······78
脳梗塞······85
脳梗塞後遺症······85
脳腸相関······58
能動的対処法······16, 17
脳由来栄養因子（BDNF）······18, 19
ノルアドレナリン······18

は

肺······27
肺結核······93
排膿散及湯❶❷❷······29
破局的思考······68
橋本病······90
八味地黄丸❼······51
パニック障害······68, 69, 78, 82, 89
パニック発作······83, 89, 90
パブロン®······92
半夏······21, 90
半夏厚朴湯❶❻······48, 50, 89
半夏瀉心湯❶❹······29
半夏白朮天麻湯❸❼······74

反復性緊張型頭痛 63

ひ

脾 27
光過敏 67
ヒステリー球 66
ヒポクラス的精神薬理学 33
平野 14
頻尿 78
頻発反復性緊張型頭痛 62

ふ

不安障害 12, 19, 45, 58, 62, 69, 89
不安発作 83
復元力 10, 12
副作用 21
副腎皮質刺激ホルモン（ACTH） 45
副腎皮質刺激ホルモン放出ホルモン
（CRH） 17, 45
茯苓 90
附子 21
物質依存 69
不定愁訴
 28, 45, 49, 52, 53, 54, 80, 89, 90
不登校 70
プライマリ・ケア 22, 52
プラセボ 36, 71
プラセボ効果
 34, 35, 36, 37, 52, 53, 58, 60
聞診 23
分離不安障害 69

へ

平胃散㊴ 72

米国消化器学会（American gastroen-
 terological association：AGA） 72
米国心理学会（American psychological
 association：APA） 11, 14
変形性関節症 67
片頭痛 61, 62, 67, 68, 69, 73
片頭痛予防 73
片頭痛予防効果 73
ベンゾジアゼピン受容体 17
便秘 84, 92

ほ

望診 23
縫線核 45
ポジティブ 15, 38, 46, 47
補中益気湯㊶ 48, 50, 74, 94
補法 41
保養 31
ホルモン補充療法（HRT） 69, 73, 96

ま

マインドフルネス瞑想 18
麻黄 21, 93
慢性肝炎 29
慢性緊張型頭痛 62, 63
慢性頭痛 61, 67, 73
慢性頭痛の診療ガイドライン（2013年）
 62, 73
慢性ストレス 50
慢性疼痛 35
慢性疼痛障害 62
慢性疲労症候群（chronic fatigue
 syndrome：CFS） 63, 65
慢性副鼻腔炎 78

み

ミオパシー ……………………………… 29
未病 …………………… 21, 22, 25, 26, 45

む

無月経 …………………………………… 69

め

メタボリックシンドローム …… 22, 44, 45
免疫機能 ………………… 24, 33, 34, 35, 49
免疫臓器 ………………………………… 25
免疫力活性化経路 ……………………… 35

も

モノアミン神経系 ……………………… 17
問診 ……………………………………… 23
問題解決思考 …………………………… 14

や

薬剤アレルギー ………………………… 29
薬物依存 ………………………………… 31
薬物乱用頭痛 ………………………… 62, 69

よ

養生 ………………… 31, 32, 33, 43, 44, 49
抑うつ症状 ……………………………… 19
抑うつ不安症候群 ……………………… 19
抑肝剤 …………………………………… 50
抑肝散❺ ………………………………… 50
抑肝散加陳皮半夏❽ …………………… 50
吉益東洞 ………………………………… 28
夜型人間 ………………………………… 32

ら

ラクナ梗塞 ……………………………… 86
楽観性 …………………… 14, 16, 39, 40
楽観力 …………………………………… 13
卵巣腫瘍 ………………………………… 88
ランダム化比較試験 ………………… 73, 75
卵胞刺激ホルモン（FSH） …………… 69

り

利水 ……………………………………… 41
六君子湯❸ ………………… 48, 50, 71, 72
苓桂朮甘湯❸ ……………… 48, 74, 88
良好な患者−医師関係 ……………… 58, 60

れ

レジリエンス（resilience）…… 10, 12, 13, 14, 15, 16, 17, 18, 19, 26, 33, 34, 35, 36, 37, 38, 39, 40, 41, 44, 46, 49, 80
レジリエンス因子 ……………………… 13
レジリエンス回路 ……………………… 34
レジリエンス機能
……… 11, 15, 32, 34, 39, 40, 41, 49, 53
レジリエンス能力 ……………………… 38
レジリエンス防御因子 ………………… 18
レジリエンスモデル ………………… 12, 15
レスポンダー限定二重盲検ランダム比較試験 …………………………………… 73

わ

和法（harmonizing therapy to rebalance）……………………………… 41

【著者プロフィール】

筒井 末春（Sueharu TSUTSUI）

昭和9年生まれ	昭和55年　東邦大学医学部に心療内科を設立、教授
昭和33年　東邦大学医学部卒業	平成11年　東邦大学名誉教授
昭和47年　東邦大学医学部第二内科助教授	平成18年　人間総合科学大学副学長
昭和54年　東邦大学医学部第二内科教授	平成22年　人間総合科学大学名誉教授

芝山 幸久（Yukihisa SHIBAYAMA）

昭和34年生まれ	平成5年　統合会津中央病院心療内科部長
昭和59年　聖マリアンナ医科大学卒業	平成8年　東邦大学医学部講師
昭和63年　東邦大学大学院（心身医学）修了、医学博士	平成11年　芝山内科副院長、東邦大学医学部非常勤講師
平成2年　東邦大学医学部助手	平成15年　芝山内科院長

© 2017　　　　　　　　　　　　　　　　　　　第1版発行　　2017年11月1日

レジリエンスを引き出す
心療内科漢方入門

（定価はカバーに表示してあります）

著者	筒井　末春 芝山　幸久
発行者	林　　峰子
発行所	株式会社 新興医学出版社

〒113-0033　東京都文京区本郷6丁目26番8号
電話　03（3816）2853　　FAX　03（3816）2895

印刷　株式会社 藤美社　　　ISBN 978-4-88002-409-7　　　郵便振替　00120-8-191625

- 本書の複製権・翻訳権・上映権・譲渡権・公衆送信権（送信可能化権を含む）は株式会社新興医学出版社が保有します。
- 本書を無断で複製する行為（コピー、スキャン、デジタルデータ化など）は、著作権法上での限られた例外（「私的使用のための複製」など）を除き禁じられています。研究活動、診療を含み業務上使用する目的で上記の行為を行うことは大学、病院、企業などにおける内部的な利用であっても、私的使用には該当せず、違法です。また、私的使用のためであっても、代行業者等の第三者に依頼して上記の行為を行うことは違法となります。
- **JCOPY**〈出版者著作権管理機構 委託出版物〉
  本書の無断複製は著作権法上での例外を除き禁じられています。複製される場合は、そのつど事前に、出版者著作権管理機構（電話 03-3513-6969、FAX 03-3513-6979、e-mail：info@jcopy.or.jp）の許諾を得てください。